ES TU TRIPA LA QUE GRITA

FANI GARCÍA

Directora de Digestiones emocionales

ES TU TRIPA LA QUE GRITA

Entiende cómo tus emociones
afectan tus digestiones

Urano

Argentina – Chile – Colombia – España
Estados Unidos – México – Perú – Uruguay

1.ª edición Abril 2024

Copyright © 2024 *by* Fani García
All Rights Reserved
© 2024 *by* Urano World Spain, S.A.U.
Plaza de los Reyes Magos, 8, piso 1.º C y D – 28007 Madrid
www.edicionesurano.com

ISBN: 978-84-18714-47-4
E-ISBN: 978-84-19936-76-9
Depósito legal: M-2.704-2024

Fotocomposición: Ediciones Urano, S.A.U.

Impreso por: Rotativas de Estella – Polígono Industrial San Miguel
Parcelas E7-E8 – 31132 Villatuerta (Navarra)

Impreso en España – *Printed in Spain*

Índice

Introducción

Los entrantes, los principales, el postre, el tentempié... La comida en general es un recurso maravilloso que no solo nos permite nutrirnos como seres humanos, sino conectar con nuestra vida social, con nuestros sentidos, con el placer y el disfrute. No me llegan los dedos de las manos para contar las veces que me han dicho en consulta que comer cierto alimento era como experimentar un orgasmo gastronómico. Y es que, en mi opinión, disfrutar de la comida es uno de esos grandes placeres de la vida, uno de los que nadie debería sentirse privado en ningún momento vital. Lamentablemente, se trata de un escenario al que se enfrentan casi la mitad de los españoles que padece alguna patología digestiva, sin olvidarnos de sumar a ese porcentaje aquellas personas con algún trastorno de la conducta alimentaria.

La comida es el centro de todo. ¿No lo crees? Pues pregúntate si generalmente quedas con tus amigos para estar en el parque y poneros al día, recuerda qué planes sueles hacer en familia o dónde te citas con un cliente para hablar de trabajo, por poner unos ejemplos. Seguro que tienes clara la respuesta: quedamos para «tomar algo», para ir «de cañas», para cenar, comer o incluso *brunchear*, como se ha puesto tan de moda ahora.

Es justamente por ello que, después de seis años sufriendo por diversas patologías digestivas, toqué fondo.

Que si colon irritable, que si gastritis, que si reflujo gastroesofágico... Etiquetas. Etiquetas cuyo resultado era dolor, sufrimiento, aislamiento social, ansiedad y, finalmente, depresión.

¿Y cómo se puede llegar a este nivel? Pues porque el mundo no está preparado para acompañarnos en este proceso. No solo la comida como centro de todo nos lo pone difícil, además hay que sumarle el ritmo de vida frenético que llevamos, en el que parar no es una opción. Y si a esto le añadimos el aumento de la prescripción de fármacos que hemos vivido en los últimos años como parche para todo, la situación empeora.

¿Te duele el estómago? Pastilla.

¿Tienes ardor? Pastilla.

¿Te inflamas? Mmmm... pastilla también.

Pasé por muchas etapas durante esos seis años, cada cual más sorprendente que la anterior, y al principio me preguntaba constantemente:

¿Por qué a mí?
¿Por qué todo el mundo come de todo sin que le siente mal?
No lo entiendo.

Y me llenaba de frustración, una frustración que se convirtió en aislamiento, y un aislamiento que se convirtió en resignación. Sí, aunque ahora mismo te cueste creerlo, hubo un momento en el que me rendí, en el que sentí que ya no me quedaban fuerzas para seguir luchando contra la comida, la medicina y la nutrición. Estaba agotada de luchar, de hacer sacrificios y no conseguir nada. Sentí que una vida así no tenía sentido. Y aunque esto me llevó a caer en una depresión severa, una parte de mí, tan pequeña como un grano de arroz, me decía con una voz muy frágil: «Fani, esto no va a poder contigo».

Reconozco que esa voz me salvó, y agradezco cada día no habérmela cargado y haberme dado el tiempo que necesitaba para coger fuerzas, formarme como bioquímica, adentrarme en el mundo de las emociones inconscientes, de la hipnoterapia, la PNL, la terapia biológica, para por fin resurgir.

Más de diez años después, aquí estoy, escribiendo estas páginas desde mi despacho, mientras meriendo algo para seguir con el día: la historia de este libro no podía empezar de otra forma.

Debía hacerlo con comida, disfrutando y, sobre todo, digiriendo.

Te reirías a carcajadas si te contase todas las cosas que probé a lo largo del camino, reconozco que a veces hasta yo misma me río recordando aquellos años.

Y es que todo lo que te puedas imaginar lo testeé en mis carnes, en mi sistema digestivo, en mis síntomas... Incluso todas esas pastillas mágicas y remedios infalibles en las que estoy segura de que tú, por desgracia, también has caído.

Pero cuando empecé a notar los primeros cambios, esas primeras mejoras, quise más, y más, hasta lograr un equilibrio real entre lo que llamo el triángulo neurodigestivo:

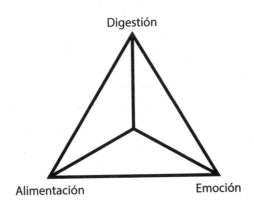

Conseguir equilibrar las áreas de este triángulo me permitió salir al mundo exterior y empezar a disfrutar de las comidas fuera, sin pensar en la carta, sin llamar antes al restaurante para saber si podrían prepararme «ese» plato de «esa forma», sin poner alguna excusa para no ir y quedarme en casa, en mi espacio seguro. Ahora disfruto y puedo ser mucho más flexible, puedo coger un bus, un tren, un avión, viajar o irme de vacaciones sin que eso suponga un estrés, sin que la ansiedad anticipatoria haga acto de presencia, solamente fluyendo en la situación. Aunque pueda parecer exagerado, encontrar ese equilibrio fue clave para recuperar mi libertad, y, más allá de eso, recuperarme a mí misma.

Por supuesto, esto no se quedó aquí. Después de tantos años de estudios, formaciones y de prueba y error, me di cuenta de que todo esto no había sucedido porque sí, sino que este era mi propósito y ahora podía verlo.

Desde ese momento empecé a compartir mi experiencia y mis descubrimientos con el mundo, a divulgar sobre la relación entre el sistema nervioso y el digestivo, y cientos de personas empezaron a experimentar por sí mismas qué es esto de la reprogramación neurodigestiva, logrando resultados incluso mejores que los míos.

He visto como Paula decía adiós a sus cándidas recurrentes después de quince años con ellas. Como Claudia se despedía de esas hemorroides tan molestas que la acompañaron durante toda su vida y que tanta ansiedad le causaban cuando sangraban. Como Nuria superaba por fin ese estreñimiento que había padecido desde niña y como ir al baño se convirtió en algo natural y espontáneo. También he visto como Adrián conseguía decir adiós a esa famosa gastritis crónica que le hacía la vida imposible después de su separación, o como Raquel conseguía ir al examen de oposiciones sin urgencias ni diarreas inesperadas.

No te imaginas lo gratificante que es para mí ver cómo todas esas personas caminan ahora por la vida sin preocupaciones digestivas, sin que sus tripas sean el centro de sus vidas, solamente centrándose en vivir.

Es posible que hayas leído decenas o cientos de libros sobre digestiones, alimentación, emociones, el eje intestino-cerebro, o incluso sobre cómo gestionar el estrés y la ansiedad. Y es que, cuando te adentras en el mundo de los indigestos, para sentir que de algún modo tienes cierto control sobre lo que te pasa, te obsesionas con obtener información, pues la información es poder. No obstante, después llega la frustración al ver que, a pesar de todo lo que has aprendido, una parte de ti siente que no le ha servido de mucho.

Al menos, no como esperabas.

No te preocupes, es algo habitual. Seguramente hayas caído en los tres errores más comunes a la hora de trabajar con el sistema neurodigestivo.

Al lado de cada apartado tienes un recuadro para marcar con un *check* aquellos errores que has cometido. Este será el primer paso para ponerles solución.

Te equivocas de órgano ☐

Te contaré la historia de Pilar para que lo entiendas. Pilar es una mujer de 42 años que vive en Madrid y que cada mañana a las 7:40 coge el metro para ir a trabajar. Su mayor miedo es vivir una crisis digestiva en medio del trayecto y no tener un baño cerca hacia el que correr. Cuando acudió a mí, llevaba algo más de nueve años en terapia psicológica tratando de gestionar su ansiedad anticipatoria, algo que le había servido para tener ciertas herramientas y recursos que podía aplicar en su día a día, pero en cuanto al sistema digestivo... Según me contaba, cada mañana, casi de forma automática, notaba que aparecían de nuevo el ruido en sus tripas, los escalofríos, los retortijones, los sudores fríos, la palidez en el rostro... En definitiva, la crisis.

Durante nueve años, Pilar había tratado de gestionar esas crisis desde su cabeza, con sus pensamientos, su enfoque o su percepción de la realidad, pero no había conseguido que cesaran o disminuyeran su frecuencia de aparición. Y es porque tus tripas son las que están reaccionando, las que, de algún modo, están gritándote que algo no va bien. ¿Por qué tratamos de gestionarlas con nuestro cerebro? ¿Por qué tratamos de «controlar» una respuesta automática del cuerpo, y nos frustramos por no conseguirlo?

Este, querido lector, es el error más habitual que me encuentro en consulta, y el responsable de que todo lo que hayas probado hasta hoy no te funcione. Porque estás trabajando con el órgano equivocado, tu cerebro, olvidándote del protagonista: tu sistema digestivo.

Tapar con parches ☐

Cuando la desesperación asoma, es fácil caer en las medidas desesperadas. Buscando algo de alivio, nos aferramos a cualquier cosa que nos ayude, aunque solo sea momentáneamente.

En muchos casos, esto sucede cuando encontramos ciertos alimentos que nos «sientan bien» o cierta medicación o suplementación que nos ayuda con los síntomas.

El famoso omeprazol, por ejemplo, que *a priori* parece que nos salva en alguna que otra comida, pero que cuando no lo tomamos nos deja en un estado igual o peor a nivel digestivo. Y tiene lógica, pues si tu estómago está generando menos ácido del que debe, o tiene dañadas las mucosas debido a un estado de estrés cronificado, el problema no son las mucosas o el ácido: es ese cortisol sostenido en el tiempo.

Ese inhibidor de la bomba de protones (omeprazol), más que un «protector de estómago» debería llamarse «destructor de estómago», ya que su función es suprimir la producción del ácido que actúa como barrera de defensa para el resto del sistema digestivo. Si esta situación se mantiene a largo plazo puede terminar produciendo una hipoclorhidria, o incluso SIBO, disbiosis, infecciones por *Clostridium difficile* o cándidas.

Sé que tomarse esa betaína, ese omeprazol o esas enzimas digestivas parece el paso lógico para dejar de sufrir, pero sigues sin ir a la raíz del problema, lo que hará que en algún momento este parche deje de hacerte efecto y vuelvas al punto de partida. Como decía la gran Suzanne Collins: *«Si los tiempos desesperados necesitan medidas desesperadas, entonces soy libre para actuar tan desesperadamente como quiera».* Eres libre de hacerlo, pero sé que si estás aquí es porque te has cansado de seguir por ese camino, y es ahí donde se abren nuevas posibilidades.

Negar la evidencia □

Cuánto le debemos a nuestra gran amiga la negación. Gracias a ella nos protegemos de ciertas realidades que no estamos preparados para ver o afrontar, al menos, por el momento. Esta es, sin duda, la venda en los ojos que más nos cuesta soltar.

Cuando síntomas como la hinchazón, el dolor, el ardor, el reflujo, las diarreas o el estreñimiento aparecen, lo que queremos es simple: un nombre que defina lo que nos pasa y un tratamiento que lo solucione. Y aquí pueden pasar dos cosas: que el nombre sea como decir «no tengo ni pajolera idea de lo que te pasa» o que el tratamiento sea un «tómate esto de por vida y aprende a vivir con ello». Es entonces cuando esa venda en los ojos nos empieza a molestar y comenzamos a mirar por el rabillo del ojo, porque por suerte somos seres inconformistas y curiosos. Ahí, justo en ese momento, es cuando te haces la pregunta más importante para tu proceso de recuperación: ¿Y si dejo de huir y me enfrento a lo que hasta hoy no quería ver? Es entonces cuando me permito abrirme a reconocer que quizás el nivel de estrés que cargo sobre mi espalda es más del que puedo sostener, o que la ansiedad con la que me despierto cada día me sobrepasa, o, por ejemplo, que preparar las oposiciones me ha pasado factura, o incluso que no he superado la separación de mis padres cuando era adolescente o el acoso que sufrí de niña.

Por supuesto que sería más fácil que todo se solucionara de manera rápida: tomando una pastilla, eliminando un alimento de la dieta o simplemente meditando por las noches. Sin duda, sería maravilloso que fuera así, pero por desgracia eso solo ayuda hasta cierto punto. Y lo sé, es muy duro mirar ahí, a mí también me costó, pero, generalmente, donde no queremos ahondar es donde está la verdadera clave para recuperar tu salud digestiva.

Por eso sé, con toda la certeza que me han dado estos años de experiencia, que la decisión de comprar este libro marcará un antes y un después en tu salud, y no solo en ella, sino también dentro de ti. Ojo, te mentiría si te dijera que este libro va a cambiar tu vida, o que va a solucionar tus problemas digestivos solo con leértelo, eso no tendría ningún tipo de evidencia científica y tampoco sería honesto por mi parte. Lo que sí puedo garantizarte es que aprender a reprogramar tu sistema neurodigestivo va a tener un impacto significativo en tu recuperación.

Ahora es tu turno. No me creas: lee, aplica mis consejos, experimenta en tu día a día, y después hablamos.

Te sorprenderás.

1. Es momento de entender las conexiones: ¿Realmente el estrés puede afectar a nivel digestivo?

El día que empezó todo y cuál fue mi primer paso

A lo largo de la vida vivimos muchos puntos de inflexión que nos hacen crecer en mayor o menor medida. Son cambios que suelen venir acompañados de una fuerte sacudida, de esas que llegan cuando menos te lo esperas y te dejan sin saber cómo reaccionar. Entonces tu cuerpo toma la iniciativa y lo hace por ti.

Y es que, en todos estos años en los que he conocido cientos de casos a nivel digestivo, más del 90 % tenían algo en común: se habían desencadenado en un momento crítico o de mucho estrés para la persona, un momento donde las emociones más desagradables estaban presentes.

Pueden ser todo tipo de situaciones: desde algo tan cotidiano como un examen o unas oposiciones hasta un cambio de trabajo, una separación, una situación continuada de *mobbing* laboral, una relación tóxica, un cambio de ciudad, un duelo, incluso una infancia tormentosa que se alargó con una adolescencia complicada... En definitiva, momentos que marcan un punto de inflexión en nuestras vidas, momentos en los que el estrés sostenido y la ansiedad hacen acto de presencia.

Tu primera tarea en este capítulo es encontrar ese instante concreto donde todos estos problemas digestivos se desencadenaron, ese shock que lo cambió todo. Anótalo aquí debajo:

_____

_____

_____

¿Lo tienes? Bien, sigamos entonces.

Debes tener en cuenta que tu cuerpo en su totalidad está diseñado para soportar el estrés, así que no creas que cada vez que sientas estrés o ansiedad tu cuerpo enferma. Eso sería contraproducente para ti y para garantizar tu supervivencia, que es lo más importante para tu cerebro.

Si te fijas en todas las situaciones que he expuesto anteriormente, en todas ellas hay un factor común que es determinante para que el sistema nervioso tenga un impacto, no solo en nuestro sistema digestivo, sino en todo nuestro cuerpo, a través del sistema inmune, el endocrino, el muscular... Ese factor es el tiempo. Sí, el tiempo.

Cuando, por ejemplo, alguien se enfrenta a unas oposiciones, no está tan tranquilo en su casa y de repente el día antes del examen se da cuenta de que se pone más nervioso de lo habitual. Generalmente, en unas oposiciones se experimentan meses o incluso años de mucho estrés y ansiedad mientras uno se prepara a conciencia para hacerlo lo mejor posible. Un tiempo prolongado durante el que se activa el miedo a fracasar, a no saber lo suficiente, a no aprobar, a no tener plaza, a no estar a la altura, a tener que pasar otro año más estudiando hasta que vuelva a haber otra oportunidad. Si a esta situación le sumamos otras circunstancias personales, como combinar el estudio con un trabajo, dormir poco, alimentarse de forma poco saludable, el sedentarismo, o dejar de socializar con la familia y los amigos... el estallido de ese cóctel explosivo llegará de un momento a otro.

Siguiendo con el ejemplo, cuando uno está enfrascado de lleno en una oposición y su vida empieza a girar solamente en torno a ella, uno hace lo que puede y trata de dar el cien por cien aunque la energía no le llegue ni a la mitad. Y cada vez más, casi sin ser consciente de ello, uno siente que está en una vorágine de estrés de la que no es posible escapar, lo cual genera más desgaste, más ansiedad y más síntomas.

Si valoramos este contexto en su conjunto, podemos ver como el sistema nervioso se ha ido sobreactivando cada vez más con el paso del tiempo y los sistemas de alerta, esos que nos ponen en modo supervivencia, están sobrepasados. Llegados a este punto, tal vez te preguntes: ¿Y los problemas digestivos no echan más leña al fuego en una situación así?

De forma racional podrías pensar que sí, que qué poco oportuno encima tener que lidiar con ello, pero la lógica cerebral funciona en otro sentido. Tu cuerpo entiende que, si genera una gastroenteritis, por ejemplo, te vas a pasar en cama tres días descansando, comerás alimentos más ligeros y te encargarás de hidratarte y dormir mejor. Algo que, dada la situación, bajaría los niveles de cortisol y te ayudaría a estabilizar el sistema nervioso. Por contradictorio que parezca, tu cuerpo enferma para sanarte.

El problema viene cuando no le hacemos caso al cuerpo. Vivimos en una sociedad en la que parar no es una opción, hay que seguir adelante y tienes que poder con todo, con sangre, sudor y lágrimas si es necesario. Y no solo la sociedad nos empuja a ello, quizás también tu propio contexto personal te lleva a exigirte más de la cuenta, a tragar con todo, a tirar aunque ya no puedas más... Porque, por desgracia, y a pesar de que el cuerpo nos está llamando a gritos a través de estos síntomas para decirnos que tenemos que bajar el ritmo, no nos damos el permiso de parar.

Vamos por la vida como robots que ni sienten ni padecen. Y sé que a veces puede ser difícil, pero, si realmente quieres recuperar tu salud digestiva y emocional, es el momento de cambiar las cosas.

Llegados a este punto, puede que en tu cabeza se estén planteando varias preguntas, y me atrevo a decir que una de ellas tiene que ver con eso que anotaste en la actividad que te planteaba antes: esa situación que lo desencadenó todo y que en estos momentos ya forma parte del pasado, pero que sigue haciendo gritar a tu cuerpo sin sentido aparente.

Bien, un poco de sentido sí que tiene. Esto es debido al poco conocido estrés residual, un tipo de estrés que se caracteriza por la persistencia de los síntomas incluso después de que la fuente que los originara haya desaparecido. Es aquel estrés que permanece en el cuerpo y en la mente, aunque la situación ya haya terminado.

Este tipo de estrés puede ser originado por varios factores. Nuevamente, uno de ellos es el tiempo. Y es que si —siguiendo con el caso de las oposiciones— después de tan dura prueba uno no tiene margen para tomarse un respiro y recuperarse de todo lo vivido con unas merecidas vacaciones o unos meses sabáticos, lo más probable es que la acumulación de múltiples fuentes de estrés, o incluso la falta de herramientas y recursos para gestionarlo efectivamente, sigan haciendo mella en el cuerpo durante semanas, meses o incluso años.

Los síntomas del estrés residual pueden incluir ansiedad, irritabilidad, fatiga constante, dificultad para concentrarse, para dormir, dolores de cabeza, contracturas y tensión muscular, problemas digestivos de tipo inflamatorio, cambios en el tránsito, o daños en las mucosas (gastritis, acidez, permeabilidad, intolerancias, etc.).

Pero aquí no se acaba el ciclo, ni mucho menos. Todo ese cúmulo de síntomas, con mucha frecuencia, genera todavía más estrés, porque no solemos ser demasiado compasivos con nuestro cuerpo. Al contrario, tendemos a cabrearnos con él, a frustrarnos, a tener miedo por cómo pueda reaccionar frente a situaciones que antes eran «normales», como salir a comer fuera, coger un autobús, viajar o algo tan simple como ir al trabajo. En definitiva, las consecuencias de ese estrés residual generan un aumento todavía mayor del cortisol en el organismo, algo que alimenta el ciclo y, casi sin darte cuenta, se convierte en una pescadilla que se muerde la cola.

Ese modo alerta que antes se desencadenaba por unas oposiciones, ahora ya forma parte de nuestro día a día. Nos hemos acostumbrado a vivir en él y normalizamos que ese sea nuestro estado «habitual», llegando a creer que está bien así.

Aquí es donde aparecen comentarios del tipo: «es que siempre he sido muy nerviosa», «es mi personalidad», «a mí siempre me ha afectado todo mucho». No digo que no puedan ser ciertos, puede que muchos rasgos de la personalidad de cada uno vayan sumando puntos a esta situación, pero es muy importante que no normalices este tipo de estados de alerta.

La tendencia a normalizar aquello que nos hace daño no es algo que te suceda solo a ti y por casualidad, sino que tiene que ver con diversos factores psicológicos y sociales. Seguramente te resulten familiares, así que vamos a hacer un repaso por ellos para que puedas identificarlos.

Somos gotas y no rocas

El ser humano tiene una gran capacidad para adaptarse a diferentes situaciones y condiciones. Incluso aunque algo nos cause algún daño, podemos llegar a acostumbrarnos a ello progresivamente y empezar a considerarlo normal.

La vida es como un río que fluye constantemente, y cada uno de nosotros somos pequeñas gotas de agua que navegamos en él. A medida que avanzamos, nos vamos encontrando con diferentes paisajes, obstáculos y corrientes que nos desafían.

En este viaje, nuestra capacidad de adaptación es fundamental. Imagina que eres una gota de agua que, al toparse con una roca en medio del río, no puede evitar chocar con ella una y otra vez. Una gota un poco tozuda que se resiste al cambio se aferra al rumbo original que ya tenía marcado y se niega a buscar alternativas, nuevos caminos.

A medida que te chocas una y otra vez contra la roca, te desgastas y te vas haciendo daño. Pero si aprendes a adaptarte, a fluir con el río, simplemente rodeas la roca y descubres un nuevo camino. Puedes deslizarte suavemente por los rincones y grietas que antes ni siquiera veías, encontrando nuevas oportunidades y experiencias en el camino.

Al igual que cada gota se adapta a su entorno, nosotros también podemos aprender a adaptarnos a las circunstancias que nos rodean. Ojo, siempre teniendo en cuenta si nos estamos adaptando a algo que nos beneficia o, por el contrario, nos perjudica.

Cuando normalizas eso que te hace daño, estás chocándote con esa roca constantemente, negándote a buscar otras opciones, entrando en un estado de rigidez mental que te impide avanzar y fluir. Adaptarse no implica renunciar a tus metas o principios, sino encontrar la mejor forma de llegar a ellos, en un río o en unas circunstancias cambiantes.

Si los demás se tiran por un puente, ¿tú también?

Este es otro de los grandes motivos por lo que tendemos a normalizar aquello que nos hace daño, y es que nuestro entorno social y cultural puede ejercer cierta presión en la forma en la que enfocamos algunas situaciones o síntomas.

Cuando tus amigos te dicen que vayas a cenar con ellos y que «no te rayes por tus síntomas, es solo un dolor de barriga», a pesar de que sus intenciones no sean malas, en tu interior puedes llegar a pensar que, si otros aceptan, toleran y normalizan ciertos síntomas y no les dan importancia, tú también puedes hacerlo. Y no solo puedes, sino que debes hacerlo.

Somos seres sociales y nuestra búsqueda incansable de aceptación pueden llevarnos a normalizar comportamientos, sintomatología o conductas tóxicas hasta límites que no te puedes llegar ni a imaginar. Pensar en ti y en tu propio bienestar no es sinónimo de aislarte, ni de ser egoísta o de dejar de tener amigos. Significa poder escuchar tus necesidades y las de los demás, pero nunca sacrificar las tuyas para encajar en el grupo, no dar problemas o complacer a los otros.

En el ejemplo anterior, puede que lo que necesites al enfrentarte a esa cena de amigos, sea, o bien quedarte en casa a descansar, o bien salir a cenar, pero con ciertas condiciones: ir a un restaurante donde sabes que preparan platos que puedes comer, o poder aparecer libremente cuando te sientas bien, por ejemplo. En cambio, lo que «necesitan» tus amigos es que los acompañes. ¿Ves la diferencia?

Con empatía y asertividad puedes encontrar el equilibrio entre respetar tu necesidad mientras respetas en parte la necesidad del otro. Y si tus amigos se empeñan en ir a un restaurante que no te conviene, en ese caso quienes no están siendo gotas sino rocas, son ellos y no tú.

Mejor malo conocido que bueno por conocer

El miedo es como un velo oscuro que cubre nuestras emociones y pensamientos. Cuando nos enfrentamos a situaciones dolorosas o incómodas, el miedo puede surgir como respuesta natural para protegernos. Sin embargo, cuando este miedo se vuelve muy grande, puede llevarnos a evitar enfrentar la situación y a buscar cierta comodidad normalizándolo. Al normalizar aquello que nos duele, estamos minimizando o negando el impacto negativo que está teniendo en nuestra vida, quizás por miedo a las consecuencias o a los desafíos que puedan surgir al abordar el problema de frente. Es más fácil quedarse en la zona de confort, que, aunque sea dolorosa, al menos es conocida.

El miedo puede llegar a hacernos creer que es mejor tolerar aquello que nos duele que arriesgarnos a cambiar y a enfrentar lo desconocido. Nos engañamos a nosotros mismos diciendo que así es como deben ser las cosas y que no podemos hacer nada al respecto... lo que nos estanca y nos impide encontrar soluciones reales.

Si ese estado de estrés sostenido que has normalizado justo después de esas oposiciones, ese cambio de trabajo, ese último curso de la carrera, esa separación, o cualquier otra situación complicada que hayas enfrentado, sigue ahí, es porque a una parte de ti le da miedo soltarlo.

¿Qué pasa contigo si a partir de mañana dejas de exigirte tanto? ¿Qué pasaría contigo si a partir de mañana te permites tomarte un respiro? ¿O bajar el ritmo? ¿Qué pasaría si te permites fallar, equivocarte? En definitiva... ¿Qué pasaría contigo si te permitieras ser un simple ser humano?

Al inicio de este capítulo, en el título que lo encabeza, te prometí que te contaría cual fue mi primer paso. Y como lo prometido es deuda, ahí va mi historia.

Después de mucho tiempo luchando contra ello, un día decidí permitirme ser una simple humana, una humana que no puede con todo, que a veces tiene energía y a veces no. Una humana que acierta, pero que también se equivoca; una humana que en este momento de su vida no está bien, una humana cuyo cuerpo no está al cien por cien y con unas digestiones que no son perfectas. Una humana que no descansa bien por la noche y que siente ansiedad cada día. En definitiva, me permití dejar de ir por la vida como una Superwoman que puede con todo y más para ser simplemente yo.

Y no quiero que suene a tópico, hablo de algo más simple, porque tu salud digestiva no para de darte avisos y tu estrés y/o ansiedad están por las nubes porque vas por la vida así, creyendo que esta es la única forma en la que puedes vivir. Pero ¿sabes de qué me liberó soltar esto? De la presión social, del miedo al rechazo, del miedo al fracaso, del miedo a no ser suficiente, a mostrarme vulnerable, de la rigidez para no adaptarme, y como consecuencia de todo, del estrés y la ansiedad que todo ello me generaba.

Así que fíjate, tienes dos manos con las que estás sosteniendo este libro, dos ojos que se mueven de una línea a otra leyendo lo que he escrito, o quizás unos oídos que me escuchan, unos pulmones que respiran sin que tú tengas que pensar en ello, un cerebro que trata de procesar todo lo que estás viendo, incluso si te asomas puedes ver que tienes dos piernas, o una, o ninguna... Lo que quiero decirte con esto es que cumples con todos los parámetros para determinar que eres un ser humano de libro.

Si no me crees, puedes comprobar también que en tu espalda no hay una capa que vuela, ni tienes unas mallas apretadas a lo superhéroe, y, aunque en tu vida hayas tenido que actuar así porque no te quedó otra, hoy puedes ver que esa capa ya no está. ¿Qué se siente siendo un simple y normal humano? Sin darte cuenta, acabas de soltar mucho lastre, y este gesto puede tener un gran impacto en tu sistema nervioso, y al mismo tiempo, en tu sistema digestivo.

Crecemos con la firme creencia de que para solucionar algo difícil vamos a requerir de mucho esfuerzo y sacrificio, pero con este libro quiero que entiendas que, para recuperar tu salud digestiva y emocional, no necesitas grandes cosas, simplemente empieza por caminar, por subir los primeros escalones. Hacer un clic a tiempo en tu mente, en el momento y lugar adecuado, puede ser más transformador que años de trabajo.

Bienvenido al mundo de los humanos.

El rol del sistema nervioso en la digestión

¿Qué es la digestión? ¿Realmente las emociones interfieren en ella? ¿Cómo funciona esta conexión? ¿Las emociones nos pueden enfermar? ¿Lo que me pasa tiene que ver más con mis emociones o con algo fisiológico? Son preguntas que puedes plantearte y de las cuales es muy importante conocer las respuestas para que realmente descubras si lo que te pasa está relacionado con tu sistema nervioso, con los procesos físicos que lo comprenden, o con ambos. En definitiva: para poder recuperarte necesitas saber qué es lo que realmente está fallando. Para ello necesitas conocer cómo funcionan la digestión y las emociones a nivel físico y qué conexiones hay entre ellas.

Cuando estudiaba Química, hacia el final de la carrera tenía que elegir qué camino seguir. Dada mi situación con los problemas digestivos y la curiosidad que me generaba el saber qué estaba pasando dentro de mí y cómo se desarrollaban los procesos internos para que esta máquina llamada cuerpo no estuviese funcionando como debería, el camino se volvió nítido y la respuesta fue obvia: la bioquímica. Jamás imaginé lo que iba a suponer para mí formarme como bioquímica. A pesar de que siempre había escuchado y leído que el cuerpo era un engranaje tan complejo como perfecto, no lo había comprendido al cien por cien hasta ese momento.

Ya por aquel entonces y, como sigue ocurriendo hoy en día, los datos reflejaban que, a pesar de la cantidad tan grande de recursos que se invierten en lidiar con problemas de salud, se ha progresado muy poco en las medidas para el tratamiento de patologías crónicas, enfermedades mentales y trastornos cerebro-intestinales, como el famoso síndrome del colon irritable.

Esto se debe a que el modelo de salud que nos acompaña desde hace cientos de años se enfoca en la enfermedad, convirtiéndonos en personajes pasivos y secundarios sin poder alguno sobre nuestra salud. En este sistema, el poder lo tiene el profesional de la salud que nos atiende, él o ella tienen la responsabilidad de curarme. Y cada vez más personas acuden a consulta con síntomas como inflamación, desórdenes en el tránsito, ardores, náuseas o gases, y la solución prácticamente es la misma que hace cuarenta años: «Esto son nervios, tome esta pastilla de por vida y aprenda a vivir con ello». Palabras muy duras que en el mejor de los casos no te crees, pero que en el peor te frustran y enfadan, básicamente porque la solución de la medicina convencional a los problemas de salud consiste en poner un parche y usarlo hasta que deje de funcionarte para luego cambiarlo por otro. Si te haces una herida, la respuesta es «ponte una tirita», y si se te infecta ya veremos.

Con todo esto no pretendo cuestionar a los profesionales de la salud con los que me he topado, pero sí el enfoque de la medicina convencional. Mi objetivo es que tomes conciencia del enfoque que haces de tu salud para que puedas transformarlo. Para ello, en vez de ir a por la tirita a la primera de cambio, primero pregúntate qué ha provocado esa herida.

Quizás te has caído, y quizás ha sido algo puntual, o porque te has mareado previamente, ¿te mareas a menudo? Si es así, ¿con qué puede estar relacionado? «Ahh no, es que desde que hago ayunos me pasa cuando no como».

En este caso, es obvio que la herida que te has hecho al caerte después de marearte porque estabas ayunando no es el problema. El problema es que el ayuno no te funciona ahora mismo o que no lo estás haciendo de la forma correcta.

Por suerte, poco a poco son más los profesionales de la salud que empiezan a hacernos estas preguntas, nos hacen partícipes de nuestra salud, valoran el contexto y nos acompañan tomando las riendas de esta, aunque todavía queda mucho camino por recorrer y mucho que cambiar.

Hablemos ahora del sistema digestivo, el protagonista de esta historia. Recopilando datos de varios médicos del aparato digestivo a nivel nacional, todos coinciden en que entre un 80 y un 90 % de las consultas de sus pacientes son por trastornos funcionales como digestiones pesadas, inflamación, estreñimiento o las molestias intestinales propias del síndrome de intestino irritable, un diagnóstico usado de forma errónea en muchos casos por descarte que nos habla del impacto del sistema nervioso en el digestivo.

Más allá del nombre que defina lo que te pasa, y de si es correcto el diagnóstico o no, lo que sí podemos afirmar es que en este tipo de sintomatología se ha detectado una mayor hipersensibilidad visceral, es decir, que parece que sientes demasiado lo que sucede en tus tripas.

Nuestra forma de entender la digestión ha estado basada desde hace muchos años en un modelo bastante simplista donde los pasos eran claros: masticas, salivas, tragas, el estómago hace su proceso con el ácido clorhídrico, se liberan las correspondientes enzimas digestivas y el quimo pasa al intestino delgado, donde asimilamos los nutrientes. Por último, los desechos llegan al intestino grueso, donde excretamos lo que ya no nos sirve.

Un modelo bastante simplista donde también lo es la solución a los problemas que puedan surgir: o bien se proporciona una ayuda externa con la prescripción del algún fármaco o, si se trata de algo más grave, se opta por la cirugía para quitarlo de en medio.

Todo lo que se ha descubierto últimamente sobre la microbiota, su impacto en nuestras emociones y viceversa desafía completamente las creencias científicas que llevan con nosotros tantos años, por lo que se ha convertido en un tema que genera curiosidad y controversia a partes iguales.

Y es que en el modelo clásico, el sistema digestivo se concibe como un sistema independiente del resto del cuerpo, sin tener en cuenta, por ejemplo, las conexiones que tiene con el cerebro y que han dado origen al concepto eje intestino-cerebro. Un eje que demuestra que el sistema digestivo es más importante de lo que creíamos, y que sus funciones van más allá de nutrirnos, lo que ya de por sí no es poco.

Frases cotidianas como «a esta persona no la trago», «noto mariposas en el estómago» o «se me revuelven las tripas solo de pensarlo» empiezan a cobrar cada vez más sentido, sobre todo cuando vienen acompañadas de numerosos estudios científicos que determinan cómo ciertas interacciones con los microbios que conforman nuestra microbiota intestinal influyen en las emociones básicas, en nuestras relaciones sociales y también en nuestra respuesta al dolor.

Un estudio reciente incluso muestra cómo estos microbios son responsables de muchas de las decisiones que tomamos, no solo de aquellas relacionadas con la comida sino de todo tipo de decisiones cotidianas. Increíble, ¿verdad?

Pongamos a trabajar un momento nuestro espíritu crítico. Si realmente el sistema digestivo solo se ocupara de la digestión, ¿para qué necesitaría realizar funciones como la producción de neurotransmisores como la dopamina o la serotonina, esas famosas hormonas de la felicidad, o estar directamente conectado con nuestro cerebro de forma bidireccional a través de nervios, hormonas y moléculas inflamatorias? La respuesta es simple: para nada. La naturaleza es sabia y no elaboraría unas conexiones tan específicas y complejas si no fuese porque la digestión va más allá, ¿no crees?

Seguramente habrás podido observar en algún momento de tu vida cómo el sistema digestivo tiene un poder inmenso sobre tus emociones. El caso más habitual es cuando tenemos una gastroenteritis: en todos mis años como profesional no me he topado todavía con nadie con gastroenteritis de buen humor. Y es que, cuando nuestro sistema digestivo no funciona como debería, entramos en un bucle de irritabilidad, ansiedad, cansancio y bajón muy tenebroso. De repente todo te molesta más, te sientes más cansado, saltas a la mínima y te parece que vives en una montaña rusa emocional constante.

Esto también funciona a la inversa, es decir, tus emociones también afectan a tu sistema digestivo. Un ejemplo muy claro es la típica película donde la protagonista está viviendo una situación difícil donde la tristeza reina la escena, y la solución es fácil: helado y sofá.

¿Por qué actuamos así? Pues porque nuestro sistema neurodigestivo funciona por asociación, y trata de ahorrar energía utilizando nuestras experiencias del pasado, como si fueran archivos que tuviera guardados.

Te pondré un ejemplo personal: cuando era niña, mis padres siempre decían que tenía muy mal despertar, que me convertía en algo así como un pequeño *gremlin*. Recuerdo anécdotas de quedarme dormida mientras íbamos en coche a casa de mi abuela y al llegar allí mis padres decir a todo el mundo: «¡Silencio! Que Fani está durmiendo». Se ve que el carácter me viene de serie.

Como podía pasarme horas y horas llorando sin parar, mis padres encontraron una solución muy sencilla: cuando Fani llore, le damos una piruleta y así se calmará y se pondrá contenta. Mi cerebro y mi sistema digestivo tomaron esa respuesta automática como algo útil y la grabaron en mi inconsciente, creando una asociación que tenía fácil solución, y que además implicaba un ahorro de energía. Chupar una piruleta suponía menos gasto energético que berrear durante una hora a pleno pulmón:

Tristeza + dulce = calma y alegría

¿No está nada mal, eh?

La verdad es que no culpo a mis padres por hacerlo. De hecho, puedo llegar a entender su desesperación al ver como su hija rompía a llorar cada vez que se despertaba. Ellos solo trataban de hacerlo lo mejor que sabían, pero ahora puedo entender por qué, cada vez que me sentía triste o ansiosa, el dulce se convertía en mi terapeuta no oficial, en mi desahogo.

Mi sistema digestivo y mi cerebro solo estaban tratando de ayudarme con la información que ya tenían almacenada, ellos eran conscientes de que no estaba pasando por mi mejor momento a nivel emocional debido a todos mis problemas digestivos y dijeron: *«Espera, tenemos un archivo para esto aquí guardado, podemos usarlo para intentar recuperarnos»*.

Así que, si tienes patrones automáticos con la comida, déjate de teorías sobre el hambre emocional y el hambre real y ve un paso más allá: observa el automatismo como un patrón que se repite porque lo has aprendido en el pasado. En algún momento, ese patrón fue útil y supuso un ahorro energético, e igual que lo has aprendido lo puedes desaprender. La clave está en entender por qué respondemos de la forma en la que lo hacemos, y desde ahí transformar nuestros hábitos.

Como te decía, no solo las emociones asociadas a la comida nos afectan. Estudios recientes nos hablan de cómo el miedo, la ansiedad o el estrés sostenido en el tiempo, por ejemplo, tienen un impacto directo sobre nuestro sistema digestivo, más allá de que te siente mejor o peor la comida.

Seguro que tú mismo puedes recordar muchas situaciones así. ¿Cuántas veces te has sentido muy ansioso o preocupado por algo y eso acabó generando una diarrea o una sensación de náuseas?

El responsable de estas «malas pasadas» es el sistema nervioso entérico, nuestro primer sistema nervioso, el que desarrollamos en primer lugar cuando estamos dentro del vientre de nuestra madre. Sabiendo esto, podemos dejar definitivamente atrás esa expresión de que «el intestino es el segundo cerebro», porque a día de hoy podemos afirmar que no, que es el primero. El orden en la vida, en la naturaleza y en la biología importa y todo tiene su razón de ser. El sistema nervioso entérico se encarga no solo de regular los movimientos del intestino, la digestión y la protección frente a patógenos, sino que todas las neuronas que se encuentran bajo las mucosas por las que pasan los alimentos que ingerimos producen los mismos neurotransmisores que sus primas hermanas en el cerebro: dopamina, serotonina y en torno a unas cuarenta sustancias más con las que envían las instrucciones. ¿Cómo te quedas?

Y esto no se queda aquí, lo sorprendente de este sistema es que el flujo de información va en un 90% de tus tripas a la cabeza, y solo un 10% en el sentido contrario. Esta comunicación se realiza a través del nervio vago. ¿Y qué significa esto, en esencia? Pues que la influencia que tiene el intestino sobre el cerebro es mayor que la que tiene el cerebro sobre el intestino.

Teniendo en cuenta esto, incluso el término de enfermedades psicosomáticas queda obsoleto, pues esa expresión implica la preeminencia de un cerebro superior —la *psique*— sobre el cuerpo o *soma*, algo que con estos datos queda completamente refutado.

Explicado de forma sencilla, podemos decir que entre el intestino y el cerebro existen tres carreteras que conectan ambos sistemas:

el nervio vago, los vasos sanguíneos (y todo el conjunto de hormonas, neurotransmisores y moléculas que transportan), y, por último, la carretera del sistema inmune.

Resumiendo: tienes dos cerebros

Por un lado, está la microbiota, que produce sustancias que actúan como mensajeras para calmar tus emociones, controlar el sistema inmune y desinflamarte.

Por otro lado, está el cerebro propiamente dicho, que, a través del nervio vago y de hormonas como el famoso cortisol, influye en tu motilidad intestinal y en todo el proceso de digestión.

De modo que sí: puedes hacer gárgaras, darte baños de bosque, cantar, hacer inmersiones en agua fría o respiraciones profundas si quieres estimular el nervio vago. De hecho, te recomiendo encarecidamente que lo hagas. Pero también es importante que tengas en cuenta que el estrés y esas emociones que se te atragantan son las causantes de que este sistema de tres carreteras se desajuste, por lo que recuperar tu salud digestiva y emocional pasa por solucionar eso que ahora mismo está sobreactivando tu sistema nervioso.

Yo misma, cuando fui consciente de la existencia de estas carreteras, llevaba ya cuatro años con problemas digestivos. Cuatro años en los que había tratado de sanarme a través de pastillas, suplementos, cambios de hábitos y un sinfín de dietas restrictivas como la antiinflamatoria, la cetogénica o la baja en FODMAP. Que, por si no la conoces, se trata de una dieta que restringe el consumo de carbohidratos de cadena corta que se encuentran en ciertos alimentos «Fermentable Oligosaccharides, Disaccharides, Monosaccharides and Polyols», por sus siglas en inglés. Estos compuestos pueden ser difíciles de digerir y fermentar en el intestino, por lo que en ciertos casos se decide pautar una dieta baja en FODMAP para patologías gastrointestinales.

A pesar de haber restringido mi alimentación de esas formas, me sentía como un coche de carreras que no había despegado de la línea de salida: arrancando motores, a todo gas, con la gasolina al límite, con tres circuitos delante de mí, pero nada: estaba totalmente paralizada.

Hasta que llegó el día en el que solté el freno de mano, aceleré e hice una ruta por esas tres carreteras, descubriendo todo el impacto que tenían los niveles altos de estrés que manejaba, mi ansiedad constante y mis emociones en mis digestiones. Y, por supuesto, cómo mis digestiones influían también en el sentido contrario, generando un bucle sin fin.

Lo que aprendí de esas carreteras y todo lo que integré por el camino fue la clave de mi recuperación. Hasta ese momento, esas rutas habían sido desconocidas para mí, ni siquiera con Google Maps se podía llegar. Así que me tocó perderme y tener algún que otro accidente, pero acabé creando un mapa con todos los puntos importantes, con cada detalle que había generado un cambio en mi salud digestiva y, en apenas unas semanas, mis problemas digestivos desaparecieron. Sí, se fueron lejos, y, aunque después tuve alguna recaída, con las herramientas que desarrollé y que fui perfeccionando no volvieron nunca más. Tranquilo, que compartiré ese mapa contigo para que tú también puedas poner fin a tus problemas digestivos y vivir con un mayor bienestar.

Porque tú también eres ahora mismo ese coche de carreras: puede que no hayas arrancado aún, o que hayas dado alguna vuelta, pero sin saber muy bien dónde estaban los *boxes*. Pero cuando tengas ese mapa en tus manos, contarás con ayuda en cada kilómetro.

Ahora, respóndeme con sinceridad. Llegados a este punto:

¿Vas a seguir contándote la misma historia de que tus digestiones no son emocionales?

Si tu respuesta es sí, te recomiendo que dejes de leer este libro, pues necesitas dejar de contarte esa misma historia para que lo que te voy a contar a empiece a transformar significativamente tu salud.

Si, en cambio, has decidido arrancar y hacer este viaje conmigo y con todas las personas que ya lo han hecho antes para recuperar su salud digestiva y emocional, ¡bienvenido! Vamos entonces a adentrarnos en las profundidades del nervio vago, ese que, al contrario de lo que su nombre indica, es el trabajador principal de todo este proceso.

Cuando el nervio vago se volvió trabajador

Si llevas tiempo batallando con problemas digestivos y estrés o ansiedad asociada, es muy probable que hayas oído hablar del nervio vago y del papel fundamental que juega en la conexión entre el sistema nervioso y el digestivo.

Cuando escuchas por primera vez la expresión «nervio vago», algo que puede llamarte la atención es por qué se le denomina «vago» y si esto tiene que ver con la pereza o la vagancia. Pues bien, no tiene que ver con eso. El nervio vago es el nervio craneal más largo y complejo de todo nuestro organismo, y se extiende desde el tronco cerebral hasta varias partes del cuerpo incluyendo el cuello, el tórax y el abdomen.

Por lo general, los nervios craneales tienen una función muy específica y localizada. En cambio, el nervio vago se dispersa por diferentes regiones y órganos, y es de ahí de donde le viene el nombre. De vagar o deambular a través de diferentes áreas del cuerpo. Por ejemplo, el nervio vago se encarga de funciones vitales como el control de la frecuencia cardíaca, la respiración, y las que más nos interesan ahora mismo: la digestión y la comunicación entre el cerebro y el tracto intestinal.

Como ves, de vago no tiene nada, más bien al contrario. Al nervio vago le va más deambular, vagar a lo largo de numerosas áreas de nuestro cuerpo, desempeñando un papel fundamental en la regulación del sistema nervioso autónomo y, por extensión, en nuestro sistema digestivo. Eso sí, por muy trabajador que sea, no puedes imaginarte hasta qué nivel hemos podido llegar a saturarlo.

Una vez sabido esto, tal vez llegues a la conclusión de que es un nervio que puede ser interesante tener en cuenta cuando el estrés y/o la ansiedad que vives en tu día a día interfieren en tus digestiones. Eso también, pero lo realmente interesante es conocer el rol que desempeña en procesos del sistema digestivo, y descubrir de qué forma puedes ponerlo de tu parte.

El nervio vago no solo desempeña las funciones mencionadas anteriormente, sino que funciones tan vitales como que tosamos, traguemos, tengamos voz, sensibilidad en el oído y hasta que puedas vomitar también forman parte de su trabajo. Es más, si sufres de hipertensión o ronquera debes saber que son síntomas muy comunes en personas con disfunciones en el nervio vago. Pero esto no se queda aquí, ni mucho menos. También si sufres de reflujo, ansiedad por la comida, problemas en el tránsito o tu hígado se sobrecarga a menudo, este nervio puede ser la clave.

Lo cierto es que, de entre todas las muchas funciones que realiza, quiero que te quedes con las tres más relevantes para ti, las funciones que pueden ayudarte a recuperar tu salud digestiva y emocional.

La primera es la de coordinar los movimientos del esófago y del intestino. Cuando existe una disfunción en él, pueden aparecer sensaciones de náuseas, reflujo y también de tránsito lento como en el estreñimiento, o muy acelerado como ocurre con las crisis diarreicas.

La segunda función es la de regular la señal de hambre-saciedad. El nervio vago es el encargado de avisar al cerebro de que dejemos de comer cuando reconoce que tenemos suficiente cantidad de macronutrientes y cuando detecta un incremento de los niveles de azúcar en sangre. Se trata de una función que, además de fisiológica, puede detectarse a nivel comportamental. Puedes experimentarla si padeces de ansiedad por la comida, te cuesta identificar tus niveles de saciedad o las señales de hambre, o incluso si padeces algún tipo de trastorno de la conducta alimentaria.

Y llegamos a la tercera función. Aquí voy a tener que enrollarme un poco más, pues toca hablar del sistema nervioso simpático y el parasimpático, con los que el nervio vago interacciona para contrarrestar los posibles efectos negativos que estos podrían provocar en tu cuerpo cuando los niveles de adrenalina y cortisol se disparan. El nervio vago te protege interaccionando con el sistema inmune y el sistema nervioso central, desempeñando funciones analgésicas y antiinflamatorias. Atención para todas aquellas patologías inflamatorias, a todas esas «itis»: gastritis, colitis, enfermedad inflamatoria intestinal, SIBO, amigdalitis, dermatitis... Pues aquí el nervio vago juega un papel fundamental.

Por desgracia, vivimos en la era de la inflamación, donde estas «itis» son cada vez más comunes y parte de la responsabilidad la tiene el sistema nervioso central. Por ello considero fundamental que entiendas en qué subsistemas se divide. Para que te resulte más sencillo, te explicaré a través de un ejemplo algo que te sucede cada día.

Es la una de la tarde y te dispones a comer. Puede que llegues con un hambre voraz o que justo hoy tengas frente a ti un plato de tu comida favorita: qué rico huele, qué ganas tienes de comértelo y qué suerte que además hoy tengas todo el tiempo del mundo para disfrutarlo. Tanto, que vas a olvidarte por un rato de cómo te va a sentar esa comida, de si tu digestión será ligera o no y de si tendrás síntomas después. Qué gusto, ¿verdad? Pues bien, comes tan tranquilo, disfrutando de cada bocado e incluso sintiendo algunos de los procesos que intervienen en la digestión, como salivar más o masticar con más consciencia.

Acabas tu comida (con postre incluido o no) y diez o quince minutos después sientes un bajón de energía, tu corazón latiendo más despacio y, en general, experimentas una sensación de relajación y bienestar, como si tu cuerpo te estuviese pidiendo a gritos una siesta, o tirarte en el sofá a descansar.

Aquí está entrando en juego el sistema nervioso parasimpático, que se activa en situaciones de calma, como después de la ingesta de alimentos para estimular la digestión, la absorción de nutrientes, la motilidad intestinal, y también durante el sueño. Su función principal es la de promover la conservación de la energía y restablecer el equilibrio en todo el cuerpo. Es el sistema que se activa cuando meditamos, cuando respiramos conscientemente; en definitiva: cuando estamos conectados con nosotros mismos.

El nervio vago forma parte del sistema nervioso parasimpático y se ocupa de estimular todas estas funciones. Pero no solo eso: al mismo tiempo está también interconectado a otro subsistema, el sistema nervioso simpático.

Pero antes de hablar del sistema simpático, tenemos que hablar de estrés y cortisol.

El sistema nervioso simpático es el encargado de controlar las respuestas involuntarias del cuerpo en situaciones de estrés o emergencia, es decir, en situaciones donde la única respuesta viable es «lucha o huida». En ese mismo momento, en tan solo unos segundos, el cuerpo empieza a movilizar recursos rápidamente para hacer frente a dicha amenaza.

Imagina que, por un instante, mientras estás tan tranquilo leyendo este libro, alguien grita: «¡¡Fuego!!». En una situación así, tu cuerpo se dispone a reaccionar de inmediato: tu respiración se acelera, aumenta la frecuencia cardíaca y la presión arterial para distribuir más flujo de oxígeno al sistema locomotor, por si hay que salir corriendo. También empieza a liberarse la glucosa almacenada en el hígado para proporcionar energía adicional, se dilatan las pupilas y, lo que más nos interesa, se bloquea o disminuye la actividad del sistema digestivo.

Algo que tiene su lógica, ya que, si estás haciendo frente a una amenaza de incendio, tu organismo no puede permitirse invertir energía en hacer la digestión. Justo por ello, cuando una gacela se da cuenta de que un león está al acecho, expulsa el alimento que estaba ingiriendo a través del vómito o de una diarrea para invertir toda su energía en huir. Curioso, ¿verdad?

Esta respuesta se ve mediada por la adrenalina y el cortisol y, a pesar de que se trata de una respuesta prácticamente inmediata del organismo, la vuelta al equilibrio, donde ese pico de cortisol y adrenalina vuelve a su estado natural, puede tomar varias horas.

Nuestro problema es que vivimos el día a día como si un león nos persiguiese todo el tiempo, como si ese aviso de fuego se activase cada pocos minutos, manteniéndonos en un estado de alerta constante.

Un estado que, como hemos visto anteriormente, es útil y cumple su función perfectamente cuando se trata de una amenaza puntual, pero que supone un problema cuando se cronifica en el tiempo, entrando en lo que se denomina un estado de intoxicación por cortisol.

Este estado se caracteriza por una caída en picado del sistema inmune, que puede implicar estados inflamatorios, debilitamiento de las uñas y caída del cabello. Además, se genera un estado de mayor vulnerabilidad donde nos volvemos más propensos a virus, bacterias, hongos, sobrecrecimientos y otros problemas de salud.

Resumiendo, el sistema nervioso parasimpático tiene la misión de restablecer el equilibrio corporal y promover la relajación, mientras que el simpático nos prepara para la acción y para responder a situaciones de estrés.

Y aquí entra en juego nuestro amigo el nervio vago. Aunque estos dos sistemas trabajan de forma independiente, están interconectados entre sí a través de él. Como parte del sistema parasimpático, el nervio vago se opone a las acciones del sistema nervioso simpático cuando es necesario contrarrestar sus efectos. Es decir, cuando el nervio vago se da cuenta de que se te está yendo de las manos con el cortisol y la adrenalina, se pone manos a la obra para contrarrestar todos los efectos negativos en tu organismo.

Estupendo, ¿no? ¿Cuál es el problema, entonces?

Pues que, en la mayoría de los casos, somos algo masoquistas y, a pesar de los avisos del cuerpo, seguimos aumentando los niveles de cortisol. A veces paramos, sí, pero después volvemos a las andadas... Hasta que llega un momento en el que el nervio vago, por muy trabajador que sea, se da cuenta de que no puede más, de que todo su esfuerzo no está valiendo para nada. Y cuando llega ese momento, entramos en estados cronificados con síntomas a nivel digestivo, muscular o dermatológico, pero también a nivel emocional, generando estados donde la ansiedad, por ejemplo, aparece constantemente cada mañana sin razón aparente.

La buena noticia es que esto tiene solución, además de poder ponerle remedio con un pequeño parche momentáneo que seguro te interesará conocer. Consiste en estimular el nervio vago de forma que puedas contrarrestar todos los efectos negativos que están generando el cortisol y la adrenalina en tu salud física y emocional. Esto no solo te va a ayudar con tus digestiones, sino que va a tener un impacto en todo tu organismo tanto a nivel físico como mental.

Estas son mis tres formas favoritas de estimular el nervio vago:

- Mediante el frío: la exposición al agua fría o la aplicación de compresas frías en la cara pueden activar el nervio vago, ya que este tiene terminaciones nerviosas en áreas sensibles al frío y la respuesta del cuerpo a dicha exposición es estimular el sistema nervioso simpático. Para ello, puedes terminar tus duchas con un buen chorro de agua fría, o, si esto te cuesta muchísimo, empieza por utilizar compresas humedecidas con agua bien fría en el rostro.

• Masaje del seno carotídeo: se trata de una muy buena forma de estimular el nervio vago, pero debe realizarse con precaución y bajo la supervisión de un profesional, por la disminución que se genera de la presión arterial. El seno carotídeo es un área sensible del cuello donde el nervio vago está pegadito a la arteria carótida. Un masaje suave en esta zona estimula directamente el nervio vago y promueve la activación del sistema nervioso parasimpático.

• Y mi favorita, cantar: sí, lo que lees, cantar es una de las formas más fáciles y eficaces de estimular el nervio vago. Cuando cantamos, realizamos respiraciones más profundas y controladas, generamos vibraciones en la garganta y en el pecho que activan el tono vagal o la actividad del nervio vago. Además, el canto, especialmente cuando lo hacemos con ganas, emoción y expresividad, implica la activación de múltiples sentidos al mismo tiempo (la audición, el habla, el tacto...), estimulando también el sistema límbico y generando la liberación de neurotransmisores como la serotonina, que promueve estados de felicidad y plenitud. La pregunta ahora es: ¿cuándo empiezas?

Como ves, estimular el nervio vago es una tarea sencilla, que no te llevará más de cinco minutos al día y que puede promover una mejora significativa en tu salud física y emocional.

Sé perfectamente que a veces este tipo de recomendaciones las vamos dejando ahí para más adelante, porque total, cantar... tampoco es que vaya a solucionar todos tus problemas de golpe, ¿no? Estamos demasiado acostumbrados a la inmediatez, lo queremos todo para ayer y de una forma fácil, rápida y que no requiera de demasiado esfuerzo. Buscamos la pastilla mágica o el remedio infalible, pero si has llegado hasta aquí es porque, al menos, una parte de ti se ha dado cuenta de que su salud digestiva no funciona como debería funcionar por un conjunto de factores, que no es un asunto puntual, y que la solución pasa por tocar todas las patas de la silla. Y amigo, el nervio vago es una de ellas.

Así que echarte un canto al día o terminar la ducha con un buen chorro de agua fría no son tareas imposibles ni que requieran de grandes sacrificios o esfuerzos, sino pequeños gestos que te acercan cada vez más a tu objetivo. Puedes empezar por aquí y poco a poco ir sumando con cada paso, pues con cada etapa irás avanzando y construyendo ese estado de salud que tanto echas de menos.

¿Te apuntas?

Llegados a este punto, quizás te plantees que sí, que esto del nervio vago es útil e importante pero que no deja de ser un parche momentáneo. ¿Has llegado a esta conclusión? Qué buena noticia, eso quiere decir que estamos en sintonía y que estás preparado para que hablemos de la verdadera raíz del problema. Así que... ¡allá vamos!

Por supuesto, la solución definitiva pasa por desengancharse del cortisol, por reducir ese nivel de alerta y empezar a vivir desde otro lugar. Entiendo perfectamente que tu ritmo de vida y tu situación personal, familiar, económica y/o profesional no sean las más adecuadas para hacerlo, pero debes tomar la iniciativa para empezar a cambiar las cosas. Tal vez no puedas hacer mucho por cambiar tu situación, o quizás te lleve más tiempo del que te gustaría. Pero siempre, siempre, va a haber algo que puedas hacer por ti en este preciso momento.

Numerosas veces en consulta surge una pregunta corta y sencilla, de tan solo tres palabras, pero que genera un gran tormento y que nos conecta con una sensación infinita de impotencia y frustración.

¿Por qué yo?

¿Por qué me toca vivir con todos estos problemas digestivos?, ¿qué hay de malo en mí?, ¿cuál es el problema real de todo esto? Antes de perder del todo la esperanza, recuerda que la información y el entendimiento nos empoderan, y que saber por qué enfermamos es lo que te va a permitir dar ese primer paso para recuperar tu salud. Así que de esa terrible pregunta hablaremos en el próximo capítulo, porque quiero que entiendas que no depende del azar ni de la mala suerte, sino de varios factores que ahora mismo están actuando en tu contra e impidiéndote recuperar tu salud digestiva y emocional.

Ya te adelanto que no existe una fórmula simplista o que casi por arte de magia haga un clic en tu vida y aleje de ella tus problemas. Como supongo que ya habrás comprendido a estas alturas, este no es mi objetivo. Mi objetivo es acercarte a la realidad, con base científica sobre aquello que realmente puede estar fallando en tu caso, eso que ahora mismo te bloquea y te frustra.

Te invito a que me acompañes a descubrir la respuesta a esa gran pregunta... ¿Por qué yo?

¿Por qué enfermamos?

Se conocen muchos factores que pueden afectar a nuestra salud tanto física como mental, pero cada vez más se estudia de qué forma el estrés y la ansiedad pueden llegar a generar patologías o sintomatologías de tipo fisiológico.

Si hay algo que me preguntan a diario tanto en redes como por *e-mail* o en talleres es: «Fani, realmente, ¿el estrés me puede enfermar?».

Y he de reconocer que mi mente científica negó esta evidencia durante muchos años. Cuando empecé mi camino como indigesta y me hablaban de emociones, de energías o de estrés que se iba al cuerpo me parecía cuanto menos esoterismo barato.

Creía que era una forma más de sacarme el dinero con argumentos sin ninguna base. El estrés y la ansiedad, a pesar de vivirlos en mis carnes a diario, los veía como algo normal, algo que sufre todo el mundo. Sinceramente, no le daba importancia ninguna.

Veía a mi alrededor como mis compañeros y compañeras de carrera también tenían estrés con los exámenes, o a veces algo de ansiedad. En casa también había visto como en épocas de trabajo más intensas mi madre estaba más estresada por ello. Lo que no entendía era por qué al resto esto no le afectaba a nivel fisiológico y a mí sí. En mi mente, no tenía ninguna lógica.

Mi mente racional se aferraba a la medicina convencional, pues si tengo un colon irritable que me genera diarreas, seguramente sea porque hay un desequilibrio en mi microbiota, algún sobrecrecimiento o cualquier desajuste que todavía no he detectado.

O, si tengo una gastritis crónica, es normal que tenga ardores, dolor de estómago y reflujo, nada que una pastilla no solucione.

«La ciencia siempre tiene las respuestas», me repetía constantemente.

Pero pasaba el tiempo y no llegaban, las pruebas para encontrar un diagnóstico se iban agotando y, mientras, se acumulaban las consultas con todo profesional de la salud que te puedas imaginar: nutricionistas, digestivos, endocrinos, psicólogos... A pesar de hacer todo lo que se supone que debía hacer en relación con alimentación saludable, el deporte, la desconexión de las pantallas, o la regulación del sueño, yo seguía igual.

Cuando llegué a ese punto, pensé que nunca encontraría la solución; a mi mente racional se le habían acabado las respuestas y estaba entrando en una fase de rendición importante. Todo esto me llevó a caer en una depresión severa.

A veces, en la vida, necesitamos quedarnos sin salidas para encontrar una ventana por la que asomarnos. Es cuando no nos queda otra que abrirnos a probar cosas nuevas y diferentes a las que habíamos probado hasta ahora.

Total, ¿qué podía perder?

Me adentré en el mundo del yoga Iyengar, una disciplina que me ayudó a empezar a estar más en contacto con mi cuerpo y menos con mi cabeza. Este tipo de yoga me permitió encontrar momentos de calma cuando fuera ondeaba el estrés y, poco a poco, casi sin darme cuenta, vi como empezaba a liberar la tensión acumulada, lo que me ayudó con la inflamación, con las contracturas constantes, con la temida ciática y con mis estados de ansiedad.

A partir de ahí, mi mente se abrió y decidí animarme a probar otro tipo de terapia más allá de la psicológica. Descubrí cómo trabajar sobre las emociones sobre el cuerpo y sobre ese estrés cronificado y acumulado también en el cuerpo. Fue justo en ese instante cuando me di cuenta de que me estaba olvidando de una de las patas más importantes de la silla: mi salud mental.

Sabía que estaba ahí, sí, pero por alguna extraña razón no le daba tanta importancia como a la alimentación, al descanso o a mis hábitos, por ejemplo.

Aun así, mi mente científica aún tenía que llegar a comprender el impacto real que podía tener el estrés en mi salud, porque sinceramente dudaba que fuese tan grande como me decían. ¿Que el estrés puede que no esté ayudando en mi recuperación? Vale, te lo compro, pero que sea el causante de todo esto... ahí tengo mis dudas.

Con este capítulo no quiero convencerte de que el origen de tus males es puramente emocional, ya que es importante destacar que el estrés no es la única causa de este tipo de patologías. Como insisto constantemente, hay múltiples factores involucrados.

Mi objetivo es que te abras a valorar que quizás lo que te está impidiendo recuperar tu salud digestiva y emocional es negar el impacto que está teniendo el estrés y la ansiedad que sufres en tu salud física.

¿Y cómo puede enfermarnos el estrés? Ahora mismo te lo cuento.

La diarrea y el estreñimiento pueden ser una consecuencia del estrés. En estos casos, la motilidad intestinal se ve afectada, bien porque se ve aumentada o disminuida.

La gran pregunta es: ¿de qué forma el estrés tiene un impacto aquí? En primer lugar, el estrés activa el sistema nervioso autónomo (el de lucha o huida que mencionaba anteriormente), que libera noradrenalina, un neurotransmisor que aumenta la contracción de los músculos intestinales y, por tanto, aumenta la motilidad intestinal. La consecuencia directa: diarrea.

Pero esto no acaba aquí. Durante ese proceso de estrés, el eje hipotálamo-hipófisis-suprarrenal (HPA) hace que el cerebro libere hormonas como la corticotropina, que, a través de una cascada de reacciones bioquímicas, estimula la liberación de cortisol. Este cortisol tiene un impacto en la contracción muscular y en la respuesta inflamatoria del tracto intestinal. Las consecuencias directas: no solo puedes padecer de diarrea o estreñimiento, sino que seguramente acabes con inflamación.

Simplemente con estas dos situaciones ya puedes hacerte una idea de hasta qué punto el estrés tiene un impacto directo en tu tránsito a través de la motilidad intestinal. Pero aún existen dos mecanismos más que pueden determinar una respuesta similar.

Uno de ellos es el sistema serotoninérgico. Un sistema que, aunque tenga un nombre complicado de pronunciar, seguramente te resulte familiar por la ya famosa hormona de la felicidad, la serotonina. Pues bien, la serotonina es uno de los neurotransmisores encargados de regular la motilidad intestinal, y en momentos de estrés donde nos sentimos más irritables, irascibles o de bajón... se produce un descenso en la producción de serotonina, generando como consecuencia diarrea o estreñimiento.

El segundo sistema es el de neuropéptidos. Para que lo entiendas de forma sencilla: durante un proceso de estrés se produce una alteración en la liberación de neuropéptidos en el intestino, —son la sustancia P, la colecistoquinina (CCK) y la neurotensina—. Estos neuropéptidos tienen la capacidad de estimular o inhibir la motilidad intestinal, de modo que van a afectar a la velocidad y a la fuerza de las contracciones intestinales, determinando si finalmente acabarás con diarrea o estreñimiento. ¿Muy fuerte, verdad?

Y estos son solo cuatro de los muchos mecanismos que explican científicamente cómo el estrés puede alterar nuestra motilidad intestinal. Hay muchos más, sí, pero no necesitas un máster en bioquímica digestiva para llegar a la conclusión de que el estrés es más importante para recuperar tu salud digestiva de lo que crees.

Puede que ahora te estés preguntando si, además de a la motilidad intestinal, el estrés también puede afectarte físicamente de otras formas, o a través de otros órganos, sistemas o mecanismos. Sé que solo te he hablado de uno de ellos, y sin entrar en terminología compleja, voy a contarte hasta qué punto el estrés puede enfermarte y de qué forma.

Volvamos a la noradrenalina, uno de los neurotransmisores de los que te hablaba antes. Además de tener un impacto directo sobre la motilidad intestinal, también interactúa con células del sistema inmune (como los macrófagos) y promueve la liberación de citoquinas proinflamatorias —al igual que el cortisol—, aumentando su concentración y reduciendo la capacidad natural que tiene nuestro cuerpo para regular la inflamación.

Cuando hablamos de inflamación, no solo nos referimos a la hinchazón abdominal. Cuando el organismo se inflama, podemos sentir más dolor y sensibilidad en diferentes partes del cuerpo, o sentir más fatiga, cansancio y debilidad, ya que el cuerpo está dedicando toda su energía a tratar de solventar el proceso inflamatorio. También pueden aparecer problemas en la piel como enrojecimientos, picazón, descamación, dermatitis, acné o psoriasis. Incluso pueden darse alteraciones metabólicas como la resistencia a la insulina, diabetes de tipo 2, obesidad y, por supuesto, problemas musculares, contracturas o debilidad muscular. Casi nada.

Y eso no es todo. Además de toda esa sintomatología, que por supuesto es importante que tengas en cuenta si la padeces en mayor o menor medida, existen dos casos en los que la inflamación se hace todavía más presente. Dos situaciones que, si estás leyendo estas páginas, seguramente te suenen de primera mano.

Por un lado, la inflamación no solo genera hinchazón a nivel digestivo, sino que puede desencadenar diversas patologías en este sistema, como dolor abdominal, diarrea, estreñimiento, náuseas, ardor, reflujo, gastritis o desequilibrios en la microbiota que favorecen sobrecrecimientos, intolerancias o permeabilidad, entre otros.

Por otro lado, y no menos importante, la inflamación crónica genera alteraciones en nuestro estado de ánimo y en nuestra salud mental. Esto ocurre porque esas citoquinas inflamatorias que se liberan pueden cruzar la barrera hematoencefálica y afectar el funcionamiento de nuestro cerebro, influyendo en la actividad de los neurotransmisores clave en regular nuestro estado de ánimo, como la serotonina, la dopamina y el ácido gamma-aminobutírico (GABA). Una alteración que, cronificada en el tiempo, contribuye a la aparición de la ansiedad y de síntomas depresivos.

Ahora que ya puedes empezar a confirmar con base científica que el estrés puede enfermarte, con toda esta información de tu parte, espero que dejes de buscar la solución a todos esos síntomas fuera.

Porque cuando nos hinchamos después de comer, la primera línea de investigación es tratar de encontrar qué alimento nos sentó mal o si tenemos alguna intolerancia, alergia o sobrecrecimiento. Ojo, estoy totalmente de acuerdo con este enfoque, ya que es importante que verifiquemos qué puede estar fallando a nivel fisiológico para que podamos encontrar una solución.

El problema llega cuando nos pasamos meses, o incluso años, tratando de buscar una solución en aquello que está fuera —la comida, los hábitos, las pastillas o los tratamientos—, cuando, en la mayoría de los casos, las respuestas están dentro de nosotros mismos.

¿Por qué hacemos esto? Pues porque nuestro cerebro dispone de unos mecanismos tan complejos como maravillosos, que tratan de protegernos del sufrimiento constantemente. Unos mecanismos que, en situaciones así, funcionan en nuestra contra más que a nuestro favor, porque es más sencillo tomar un omeprazol y tapar el problema que descubrir por qué te está afectando todo mucho más en los últimos meses.

Sé que no es fácil, por supuesto, y que frente a un problema o conflicto la tendencia natural es huir sin mirar atrás, o culpar al otro, o al mundo o a la vida en general por ello. Porque duele, porque nos cabrea, nos entristece o nos frustra.

Pero ¿sabes qué? Que por mucho que huyas y corras lo más rápido que puedas, los síntomas simplemente te están avisando de que algo no va bien. Esto no quiere decir que lo que estés viviendo sea fácil, seguramente ni siquiera tengas el poder de cambiarlo por muy duro que sea. Pero hay algo que sí puedes hacer y es cambiar la perspectiva con la que vives esa situación.

Algo que debes tener en cuenta es que no existen situaciones estresantes, trabajos estresantes o vidas estresantes. Tu cerebro no se planta delante de una situación y dice: «Uff, qué estresante esta situación».

No, tu cerebro percibe una situación y esa situación envía una señal a tu cerebro, donde filtra toda la información que le llega. En función de ese filtro, esa situación puede generarte estrés o cualquier otra sensación. Estoy segura de que en algún momento de tu vida te ha ocurrido algo parecido a esto: tú, junto con otra persona o varias vivís la misma situación. A ti te afecta un montón: te cabreas, lloras, te frustras, no soportas la incertidumbre... lo que sea. Pero a tu lado tienes a cierta persona que ni se inmuta, que está como si no hubiese pasado nada... tan tranquila.

Y alucinas, te planteas incluso si tiene sangre, o si realmente le importan las cosas. Te suena, ¿verdad? Ahora piensa en una situación reciente donde te haya pasado esto con alguna persona y escríbela aquí:

_____

_____

_____

Te aseguro que esa nueva forma de experimentar las cosas, y que podrás empezar a aplicar desde ya, va a tener un impacto en tu salud física y emocional muy importante, así que no avances sin haber escrito esa situación ahí arriba.

Porque, aunque no lo creas, esa persona que no parece tener sangre en las venas tiene, en realidad, el secreto de la salud que a ti te falta. Ese secreto no es pasar de todo, ese secreto es dejar que lo que pasa fuera, no interfiera dentro de ti. ¿Y cómo se hace eso? Pues bien, lo primero es entender que la forma en la que percibes la realidad, ese filtro del que te hablaba antes, está condicionado por tus experiencias pasadas y tus creencias. Cada uno tiene las suyas propias, ni mejores ni peores que las tuyas, simplemente son otras. Por eso puede ser que a otra persona le afecten ciertas situaciones que a ti no, y viceversa. Tú filtras el mundo, la vida y la realidad a través de unas gafas totalmente personalizadas, unas gafas únicas que nadie más tiene. Puede haberlas parecidas, pero nunca iguales. Y ahora viene lo importante: el ejercicio que vas a empezar a aplicar desde hoy mismo para desengancharte del cortisol, bajar ese nivel de inflamación y empezar a vivir desde otro lugar. Te adelanto que no consiste en relativizar, ni en trabajar en cincuenta mil sesiones todo tu sistema de creencias o tus traumas pasados, no. Se trata de comprarte otras gafas o, al menos, de probar unas nuevas.

Imagina esa misma situación que te sacaba de quicio, la que has escrito antes y que a esa persona misteriosamente ni le afectaba. Imagina qué pasaría si, por un instante, te parases, respirases profundo y te probases las gafas de la otra persona. ¿Qué sería diferente? ¿Qué podrías ver que sea nuevo para ti? Piénsalo y contesta:

_____

_____

_____

Cuando cambias las gafas por un instante, no estás negando tus emociones, sino que estás tomando conciencia de que la forma en la que esa situación te afecta es muy intensa, quizás desproporcionada, por tu historia, tus experiencias y tus creencias. Haciendo esta toma de conciencia aparece una palabra que es la base para recuperar cualquier estado de salud y encontrar un bienestar real.

Esa palabra es compasión. Cuando la practicas hacia ti mismo, abrazas tus emociones y te permites abrirte a una nueva perspectiva, a una más sana y funcional para ti, al mismo tiempo que tomas conciencia de todo lo que se está despertando.

Porque es maravilloso que nos cabreemos, que lloremos, que gritemos y que a veces tengamos que dar un golpe en la mesa, por supuesto. Lo que realmente nos limita no son ese estrés o esas emociones desagradables, sino la forma en la que nos enganchamos a ellas y cómo todo esto nos desborda.

Así que ha llegado el momento de cambiar de *look*, de experimentar con nuevas gafas, nuevos estilos, formas, colores... de jugar con otras visiones. Ha llegado el momento de ser compasivo contigo y abrazar todas esas emociones que aparecen, pero que solamente te hablan de tu historia y de tus experiencias. Ha llegado el momento de permitirte ver la realidad desde otro lugar.

Los tres cerebros

Cuando hablamos de cualquier sintomatología a nivel físico en relación con las emociones, debemos entender de qué forma funcionan todos los cerebros que conforman al ser humano. Sí, cerebros, en plural. Cuando lees la palabra «cerebro», tu mente inmediatamente hace una asociación con ese órgano que está en tu cabeza, pero, como ahora ya sabes, hay un segundo cerebro en tus tripas.

Y como habrás leído en el título de este capítulo, parece que hay un tercero. Siempre hablamos de primer y segundo cerebro, pero nos olvidamos de una división todavía más importante cuando somatizamos. Ese cerebro de ahí arriba, el que está bajo tu cráneo, en realidad está dividido en dos partes, dos cerebros, tu mente inconsciente y tu mente consciente.

No quiero dedicar decenas de páginas para que comprendas todas las conexiones cerebrales que hay entre cada uno de los cerebros y tu cuerpo, pero sí sentar unas buenas bases que te ayuden a avanzar. Así que, si eres de esas personas a las que les gusta tener toda la información, tranquilo, te prometo que tendrás suficiente.

Para empezar, quiero que imagines que tu cerebro se divide en dos partes, una de ellas representa la parte consciente, y la otra, la inconsciente. ¿Lo tienes? ¡Bien, vamos a jugar un poco! ¿De qué forma las has dividido? ¿Son partes iguales o una es más grande que la otra? ¿Qué me dices?

Pues bien, solo el 5 % de nuestra mente es consciente, mientras que un 95 % es inconsciente.

¿Has acertado? ¿No? Tranquilo, no tiene ninguna importancia.

Entremos ahora en materia: la mente consciente es aquella que vemos, aquella que podemos detectar directamente con nuestra propia voluntad. Es la que está bajo nuestro control, por lo que no habrá ningún tipo de mecanismo que se bloquee de forma automática si nosotros no lo decidimos. Es esa parte que te permite, por ejemplo, levantar un brazo cuando tú lo decides.

Tener control sobre esta parte del cerebro es muy útil en nuestro día a día, ya que nos permite conectarnos con el mundo exterior desde cierta contención, razonamiento y lógica.

Gracias a esa mente consciente, si alguien que representa una figura de autoridad para ti, por ejemplo, te humilla, no le pegas un tortazo o le insultas (o eso imagino), aunque eso mismo fuese lo que necesitaras hacer en ese instante. Esta parte racional nos permite tomar las decisiones necesarias para saber cómo hacer lo que vamos a hacer y cuándo lo vamos a hacer.

Vaya, que esa parte consciente sigue las reglas de lo que es bueno o malo, normal o anormal, bonito o feo, limpio o sucio... para ti y para la sociedad. Es esa parte de la mente con la que desarrollamos nuestra inteligencia, adquirimos conocimientos y, no menos importante, con la que llevamos a cabo las acciones que decidimos.

Gracias a todo esto y al uso que hace de los recuerdos o memorias almacenadas, esta mente se va desarrollando con el tiempo para mejorar sus habilidades. Lo más curioso es que, cuanto más se desarrolla una habilidad consciente, más inconsciente se vuelve.

El gran ejemplo de nuestras vidas es cuando aprendemos a montar en bicicleta.

Cuando estamos en el proceso de aprendizaje, nuestra mente consciente razona desde la lógica cómo lograr andar en esa bicicleta sin morir en el intento. Comprendemos el uso de los pedales, del manillar, e incluso podemos ayudarnos de ruedines para que nos faciliten el trabajo. Hasta que llega un día en el que, después de muchas pedaladas, alguna que otra caída y varias rutas en bicicleta, esa mente consciente que ha desarrollado esta nueva habilidad, la automatiza y la vuelve inconsciente.

Por eso, cuando hoy coges una bicicleta, no te paras a pensar dónde tienes que poner el pie, ni dónde está el freno o el cambio de marchas; simplemente lo haces, porque ese conocimiento se ha desarrollado hasta el punto de convertirse en un patrón aprendido.

Una vez conocidos los mecanismos de la mente consciente, vamos a ir más allá. Vamos a conocer cómo funciona el 95 % de tu cerebro, es decir, tu mente inconsciente.

El inconsciente se encarga de gestionar todo el conjunto de automatismos, impulsos e instintos primarios, así como de la imaginación y de almacenar nuestros recuerdos. Es la que llamamos mente emocional, la que se deja llevar por los gustos, los deseos y el corazón.

El inconsciente genera fuertes enlaces neuronales con ciertas cosas o personas. Lo ejemplificaré con una experiencia personal: en noviembre de 2022, me mudé de piso dentro del mismo edificio en el que ya vivía. Seguía entrando en el mismo portal, utilizando las mismas escaleras y subiendo por el mismo ascensor. Simplemente, cambié de planta y de orientación.

Antes vivía en un cuarto piso orientado hacia el este, y ahora en un tercero orientado en la dirección opuesta, hacia el oeste. Pues cada vez que tomaba el ascensor, las primeras semanas pulsaba el cuarto piso. También ocurrió que un día, mi pareja trató de abrir la que era nuestra antigua puerta, un piso más arriba: no veas qué escena cuando la mujer que vivía allí abrió la puerta para ver qué pasaba. A veces también llegábamos al tercer piso, pero caminábamos en el sentido contrario hacia nuestra puerta. Vaya tontería, ¿no? Tal vez pienses.

Y es que tu inconsciente automatiza todas estas acciones: cuando entras en tu casa no tienes que pensar para saber dónde está el cubo de la basura, tu ropa, tu calzado, el arroz, o esa toalla, y, si un día decides cambiar algo de ubicación, tardarás unos días en acostumbrarte.

Esto sucede porque, cuando algo lleva ya mucho tiempo en la misma ubicación, no tienes que pensar de forma consciente dónde está, pues de manera inconsciente ya lo sabes. Pero cuando cambias algo de sitio, debes pasar por el mismo proceso de aprendizaje hasta automatizar el gesto.

Resumiendo:

Mente inconsciente = Mente emocional = Mente automática

Pero hay algo más que deberías saber, algo que es de vital importancia, y es que el inconsciente almacena todas aquellas experiencias vividas por nuestra especie en sus millones de años de existencia. Por eso se encarga de automatizar funciones como la respiración, el latido de tu corazón o la hidratación de tus ojos, entre muchas otras.

Imagina, por ejemplo, que, cuando estás durmiendo, tuvieras que acordarte de todo lo que tienes que hacer para mantenerte con vida: respirar, bombear sangre, reparar el sistema digestivo… Sería imposible que pudieses descansar por las noches con tanta tarea pendiente.

Una vez descubres la existencia de este almacén de información acerca de las experiencias vividas por nuestros antepasados, no resulta extraño que ciertos patrones familiares se repitan. Cosas que tus abuelos hicieron con tus padres y que tus padres sin darse cuenta, o incluso sin quererlo, repitieron contigo.

¿Cuántas veces nos topamos haciendo o diciendo algo a nuestros hijos que siempre dijimos que jamás haríamos porque cuando lo hacían nuestros padres nos molestaba un montón?

El inconsciente solo trata de repetir ciertos patrones porque eso es lo que conoce, así que saber lo que sucede en nuestra mente inconsciente, o al menos una parte de ello, te permitirá cambiar infinidad de cosas en tu vida.

Y no solo a nivel de comportamiento, que también, sino a nivel de percepción de la realidad, de sintomatología, de abundancia, de relaciones sociales o de pareja, por citar unos ejemplos. Eso sí, siempre y cuando tengas la valentía de revisar qué hay en ese nivel más profundo programado por defecto y trabajes para cambiarlo por algo que esté más alineado con lo que quieres ahora mismo en tu vida.

Teniendo esto claro, quizás te preguntes de qué forma puede afectar nuestra mente inconsciente nuestra salud digestiva. Porque si te detienes un instante a pensar en todas las acciones que automatizamos en relación con ello, aquí, querido lector, es donde descubrirás el meollo del asunto:

- Cada vez que salgo a comer fuera, me sienta mal la comida.
- Cada vez que tengo ansiedad, acabo acudiendo a la despensa y no consigo pararlo, es automático.
- Siempre me junto con personas tóxicas, en mis relaciones siempre acabo igual.
- En el trabajo y/o en casa siempre termino siendo la que lo hace todo.
- Cada vez que estoy nerviosa por algo que va a pasar, me inflamo y no duermo.

- Cada vez que tengo un examen, diarrea al canto.
- Cada vez que necesito descansar y no tengo tiempo, me hincho a dulces.
- Cada vez que me siento a comer, tengo miedo de que me siente mal.

¿Puedes ser consciente ahora de la importancia del inconsciente para recuperarte?

La razón por la que he decidido hablarte de nuestra mente inconsciente es porque la propia digestión en sí es un proceso totalmente inconsciente. El único «poder» que tú tienes en tu digestión es que puedes decidir cuándo comer, qué comer y, en el mejor de los casos, cuándo evacuar los desechos. Pero no puedes decidir de qué forma se van a liberar los jugos gástricos, cómo se asimilarán los nutrientes o en qué momento vas a terminar la digestión. En definitiva, no tienes el control sobre ello, a pesar de que trates de intentar controlarlo constantemente para recuperarte.

Es ahí, en nuestros intestinos, donde encontramos ese tercer cerebro del que te hablaba. Se trata del sistema nervioso entérico, y, aunque tal vez hayas oído hablar de él a través del término «segundo cerebro», ya te anuncié anteriormente que realmente podríamos decir que es el primero.

La razón por la que decimos que tenemos un cerebro en el intestino es porque la red de neuronas que lo conforman es capaz de operar de forma independiente al cerebro central, aunque esté conectado con él a través del sistema nervioso.

La cantidad de neuronas que tenemos ahí abajo es impresionante, incluso comparable a las que se encuentran en la médula espinal. Se estima que hay alrededor de doscientos a seiscientos millones de neuronas en el intestino, situadas en dos capas.

Una de ellas está justo por debajo de la mucosa intestinal. Allí se encuentran sobre todo las hormonas más sensoriales, las que detectan la presencia de alimentos, sustancias químicas en el tracto gastrointestinal o la sensación de inflamación. A través de señales eléctricas, estas neuronas transmiten esta información a otras partes del sistema nervioso entérico.

La segunda capa en la que se ubican las neuronas digestivas es la capa mientérica, que se encuentra entre las capas musculares interna y externa del intestino. Siendo los músculos los protagonistas, en este caso las neuronas se encargan de controlar las contracciones que permiten el movimiento de los alimentos a través del intestino, en un proceso conocido como peristalsis. También regulan la secreción de enzimas digestivas y la absorción de nutrientes.

Todas estas neuronas son fundamentales para la comunicación bidireccional entre el intestino y el cerebro a través del nervio vago, por lo que podríamos decir que es aquí donde se conectan estos tres cerebros.

He de reconocer que comprender todo esto me dio las claves para tomar conciencia de que recuperarme de mis problemas digestivos pasaba no solo por alimentarme bien, hacer ejercicio o tener un buen descanso, sino también por cambiar todos aquellos automatismos que se habían disparado tanto antes como después de mis síntomas digestivos.

Mi automatismo era ir por la vida con estrés, sin pararme a gestionarlo, era algo sobre lo que no tenía control, o al menos no en ese momento. Pero como has podido comprender al inicio de este capítulo, vivir con problemas digestivos no hace más que generar nuevos automatismos que sostienen el problema.

¿Crónico le llaman? Yo lo llamo automatismo por repetición, pero, igual que he conseguido desarrollar ese automatismo tan fastidioso para mí, puedo desarrollar uno nuevo que realmente me beneficie.

Por ejemplo, cada vez que me sentaba a comer, sabía al cien por cien que la comida me sentaría mal, que vendrían a mí de inmediato la inflamación y el dolor. Y eso solo en el mejor de los casos. En el peor, tendría que salir corriendo al baño con una urgencia diarreica.

Y cuando esto se repite durante semanas, meses o incluso años, aparece el miedo, empiezas a sentarte frente al plato temiendo todo el cúmulo de consecuencias que vendrán después, la comida se vuelve un estrés en sí y tu mente inconsciente automatiza el miedo a comer, un miedo que funciona en muchos casos como el causante de esa indigestión.

De modo que llega un día en el que, casi sin darte cuenta, incluso antes de que te pongan el plato en la mesa, o simplemente cuando estás cocinando o haciendo la compra, el miedo hace ya su aparición, una ansiedad anticipatoria que te dice que todo va a salir fatal. Si a esto le sumamos el componente de comer fuera, donde tu capacidad de control es menor, entonces las alarmas se disparan por completo.

Lo que quiero que entiendas es que ese automatismo en ningún caso se genera para fastidiarte, sino que se genera por dos motivos. El primero es superar el estrés de una experiencia ya vivida para así ahorrarte sufrimiento. El segundo, ahorrar energía cuando esta situación se repita. Tomemos, por ejemplo, el caso anterior donde «cada vez que salgo a comer tengo miedo de que me siente mal la comida». En este caso, ha habido una primera situación en la que has salido a comer fuera y, por primera vez, te has encontrado mal. Ese es el instante cero, donde hay un estrés muy grande que puede pillarte desprevenido y que es difícil de gestionar para ti en ese momento con las herramientas de las que dispones.

Cuando tienes problemas digestivos y sales a comer fuera, tu cuerpo se ve sometido a ciertos niveles de estrés y tu mente inconsciente trata de buscar una solución para que no tengas que enfrentarte a ello o que, al menos, lo hagas lo menos posible. ¿Cómo lo hace?

Una opción podría ser a nivel de comportamiento, diciéndote que es mejor que te encierres en casa y así disminuir las veces que comes fuera, así no estarás tan expuesto a dicho estrés. Podría darse también una respuesta a nivel bioquímico, como perder el apetito, ya que, si no comes, no hay estrés.

Otra opción de respuesta podría ser que justo ese día te encuentres mal, o que notes ciertos síntomas desagradables a lo largo del día. Este malestar es la excusa perfecta para no ir, o para comer lo mínimo posible para no encontrarte mal si decides ir de todos modos. De nuevo, tu inconsciente está tratando de evitar que comas fuera, o que comas demasiado para que después no te encuentres mal.

Dependiendo de la intensidad que tenga ese estrés para ti y de cómo lo vivas, se puede generar incluso una respuesta más drástica. Por ejemplo, llegas tan tranquilo a la comida, o incluso antes de llegar, y de repente tienes una urgencia diarreica y tienes que ir pitando al baño, te pones pálido, empiezan los escalofríos, se te nubla la vista, tienes un retortijón... Y en ese momento dices: «Uf, no me encuentro bien, mejor me voy para casa». Esa diarrea, aunque no lo parezca, acaba de librarte de un estrés mayor que el que supondría esa comida fuera. ¿Puedes empezar a verlo?

En resumen, siempre que hablemos de patologías o de sintomatología digestiva afectada por el sistema nervioso, el síntoma se convierte en la solución para evitar un estrés mayor, o bien en un mecanismo para ahorrar energía. Por supuesto, siempre es importante valorar que la fisiología funcione correctamente. Sé que hablar de síntoma como solución puede parecerte chocante, pero el inconsciente es eficaz, no inteligente; la inteligencia forma parte del cerebro consciente.

Por lo que sí, los síntomas, a pesar de lo molestos que son, solamente tratan de avisarte, y debes tratarlos como alarmas que te avisan de un incendio, no como el propio incendio en sí. Este es el error más común que me encuentro en consulta, un error que pone nuestro foco, atención y búsqueda del origen del problema en el lugar equivocado.

Así que, dime, si a partir de hoy empiezas a considerar todos tus síntomas como alarmas, y dejan de ser el incendio... ¿Cuál es el verdadero incendio del que te están avisando? Anótalo aquí:

Incendio: _____

Y ahora, con ese incendio detectado, es importante que puedas apagarlo desde el cuerpo para que de esta forma tu salud digestiva y emocional empiecen a responder. ¿Cómo lograrlo? Puedes probar con un pequeño regalo que te he preparado especialmente para la ocasión. Escanea este código QR y tómate unos minutos para realizar una hipnosis específica creada para apagar incendios. Disfrútala.

2. ¿Vivimos estresados o con ansiedad?: «Mi vida en sí es estresante», «La ansiedad siempre está conmigo»

Estrés bueno y estrés malo

La palabra «estrés» se ha vuelto algo cotidiano en nuestra rutina diaria. Tanto, que hemos llegado hasta el punto de hablar de él como si hablásemos del tiempo que hace hoy, bien normalizándolo como algo común que acompaña al ritmo de vida que llevamos, o bien yéndonos al otro extremo maldiciendo y perpetuando la idea de lo negativo que es.

«El estrés es malo» escucho constantemente a mi alrededor. Pues no, amigo, el estrés en sí no es malo, aunque tampoco te diré que sea bueno. Ahora voy a contarte una anécdota para que puedas llegar a integrar realmente de qué forma te estás tropezando con el estrés que te enferma.

Cuando era tan solo una niña, había algo que a mis amigos y amigas les encantaba cuando llegaban las fiestas del pueblo, aunque a mí reconozco que no tanto. Era el momento de las atracciones, pues no se concebía una buena fiesta sin ellas. Eran una experiencia intensa para todos los sentidos, con colores brillantes, luces vibrantes y movimientos rápidos. Esa sensación de aventura, desafío y superación era indescriptible, o al menos eso percibía.

Puede que mi alta sensibilidad me impidiese disfrutar del todo de esas atracciones, pero en mayor o menor medida siempre terminaba subiéndome a alguna de ellas, sobre todo por esa sensación de diversión compartida y la socialización, pues eso era lo que verdaderamente disfrutaba.

Se podría decir que mis favoritas eran los autos de choque y el saltamontes; recuerdo pedirles a mi madre y a mi hermana que se subieran conmigo en este último una y otra vez. Nos encantaba estar las tres ahí en cada ola de adrenalina, surfeándolas como buenamente podíamos, nos reíamos y gritábamos como las que más.

No puedo saber si eres muy fan de las atracciones, pero estoy casi segura de que en algún momento de tu existencia te habrás subido a una y experimentado todos esos estímulos. Puede también que, si te identificas como persona altamente sensible, no fuese tu actividad favorita y prefirieses hacer otro tipo de quehaceres más relacionados con la creatividad o la introspección. Pero, si has subido al menos una vez a una de ellas, lo que tengo que contarte a continuación te sonará.

Puede que recuerdes ese momento en el que estás esperando con tus fichas en la mano para subirte a ella. Yo al principio sentía dentro de mí una mezcla de emociones —adrenalina, emoción, anticipación— y, cuando ya estaba sentada y con mi cinturón puesto, poco a poco y con cada movimiento iba experimentando momentos de muchísima intensidad, pero también de satisfacción y superación personal. Disfrutaba del viaje, me sentía desafiada y llena de energía. A pesar de esa intensidad, sabía perfectamente que en pocos minutos el viaje habría terminado y que saldría sana y salva de la experiencia. Volvería a casa tan tranquila y mañana sería otro día. Esta sensación define a la perfección lo que es el estrés bueno: es ese estrés estimulante, el que te impulsa a alcanzar tus objetivos y te hace sentir satisfecho cuando superas el desafío que tenías entre manos. Siguiendo con el ejemplo del saltamontes, hay momentos de mucha intensidad, momentos incluso en los que al responsable del saltamontes le da por hacer subir y bajar rápidamente las «patas» mientras giras en círculos. Pero ese estrés es temporal y se alivia en cuanto el tiempo se agota o la situación desafiante termina.

Lo que sucede es que, como muchas veces ocurre en la vida, a veces las atracciones no son lo que esperamos, y de repente un día te cogen desprevenido. Eso fue lo que me sucedió un día en las fiestas de mi pueblo cuando mi madre, mi hermana Bea y yo nos disponíamos a subir a nuestro querido saltamontes.

Como cada vez, compramos nuestras fichas, esperamos nuestro turno en la cola, nos subimos, nos pusieron los cinturones y el viaje arrancó. Pero cuando nuestro asiento empezó a subir, percibimos un movimiento extraño que nos hizo sentir que estaba defectuoso y fuera de control. Desde el principio, sentimos que algo no iba bien, y a medida que el viaje avanzaba, nos dábamos cuenta de que la velocidad era excesiva, que con cada movimiento aquello hacía un sonido extraño. Eso nos hizo levantar las manos para avisar al técnico de que algo no iba bien, pero el hombre entendía que nos lo estábamos pasando en grande y aumentaba todavía más la velocidad: sube y baja, sube y baja, sube y baja sin parar... Pero nosotras ya no lo estábamos disfrutando, solo sentíamos miedo, ansiedad y desesperación. La atracción no mostraba signos de detenerse y la sensación de peligro y agotamiento se intensificaba, los minutos pasaban lentos, el tiempo parecía no avanzar y la atracción no terminaba: «nos va a pasar algo», pensaba constantemente.

En algunos momentos, llegamos incluso a pensar que esa experiencia no acabaría bien, que todo parecía llevarnos a un desenlace catastrófico. Hasta que llegó un momento en el que, casi por arte de magia, después de que los minutos se convirtieran en horas en nuestras mentes, esa gran máquina se detuvo y suspiramos agotadas, con la energía por los suelos y habiendo pasado un mal trago difícil de gestionar.

Al contrario de lo que ocurría en la primera experiencia descrita con el saltamontes, en este caso el tipo de estrés es abrumador y, si se prolonga en el tiempo, se convierte en una carga que no es posible sostener ni superar. Sientes como poco a poco perjudica a tu bienestar general y puede llegar a tener efectos negativos en tu salud física y mental.

Con este ejemplo puedes visualizar fácilmente la diferencia básica entre el estrés bueno y el estrés malo. El estrés bueno es como una atracción emocionante y desafiante que te impulsa hacia delante, mientras que el estrés malo es como una atracción defectuosa y fuera de control que te agota y te hace sentir abrumado.

Todo nuestro organismo, todo nuestro cuerpo está diseñado para soportar el estrés, pues es una respuesta fisiológica y psicológica natural del cuerpo frente a situaciones desafiantes o demandantes. El estrés en sí es beneficioso para darnos ese impulso extra de energía y motivación que, de faltarnos, no nos permitiría avanzar y evolucionar. Es ese estrés que experimentamos antes de un partido, cuando iniciamos un nuevo proyecto, o mientras hacemos un examen. Es incluso el estrés que me permite escribir hoy estas líneas, el que actúa como motor dentro de mí para no pasarme los días viendo la vida pasar tirada en el sofá, esperando a que este libro se escriba solo.

Quizás te preguntes si lo que sucede en tu cuerpo es diferente en función de si el estrés que experimentas es bueno o malo. Pues bien, la respuesta bioquímica al estrés, tanto en un caso como en otro, implica la misma serie de cambios en el cuerpo.

Entonces, ¿dónde radica la diferencia?

En la duración, la intensidad y en sus efectos a largo plazo. Mientras experimentas estrés, ya sea bueno o malo, tu cuerpo libera hormonas del estrés como el cortisol y la adrenalina, pero, en el caso del estrés malo, esa liberación de hormonas puede ser más intensa e, importante, prolongarse más en el tiempo. Y cuando esta respuesta se prolonga en el tiempo, desencadena una serie de consecuencias tanto a nivel físico como emocional que seguramente ya has vivido más de una vez en tus carnes.

La sobreproducción de cortisol suprime directamente la actividad del sistema inmunológico, reduciendo la producción de células y moléculas encargadas de la defensa inmune. De esta forma, nos volvemos más susceptibles a infecciones, enfermedades y trastornos autoinmunes. Seguro que has escuchado —o pronunciado— la típica frase de «*es que últimamente lo pillo todo, una gripe, una gastroenteritis... salgo de una y me meto en otra*». Pues esa sobreproducción de cortisol puede estar detrás de eso.

Y esto no se queda aquí, pues el exceso de cortisol desregula la respuesta inflamatoria del cuerpo, generando un estado proinflamatorio prolongado que puede dañar tejidos y órganos, aumentando el riesgo de enfermedades de tipo crónico.

Ambas respuestas van a afectar directamente a todos los sistemas de nuestro organismo: la piel, el sistema cardiovascular, muscular, digestivo, etc. Además, el estrés sostenido en el tiempo puede afectar a la integridad de la barrera intestinal, permitiendo el paso de sustancias dañinas desde el intestino a la sangre.

Cuando sufrimos de patologías autoinmunes de tipo inflamatorio —gastritis, colitis, tiroiditis— de permeabilidad intestinal, intolerancias que parecen aparecer de la nada, sobrecrecimientos o disbiosis, por citar solo unos ejemplos, debes tener en cuenta que son solo señales que te indican que los niveles de cortisol que tienes actualmente no son sostenibles ni a largo ni a corto plazo.

Es por ello que cuerpo nos para en seco para que no nos quede otra que repararnos para poder continuar. Como hemos visto, el estrés no es malo en sí, lo que es malo es ir por la vida montados en atracciones defectuosas, siempre al límite, sin darnos un respiro que le permita a nuestro organismo restablecerse y encontrar un equilibrio.

Y si te la juegas constantemente subiéndote a esas atracciones, sé consciente de que es más probable que el día que haya un accidente te pille a ti encima, pues te estás comprando todas las papeletas.

En ningún caso debemos pasar de «el estrés es malo» al otro extremo, donde «el estrés es maravilloso». Seamos realistas, el estrés es estrés, y como respuesta natural del cuerpo no es ni malo ni bueno. Simplemente es útil y tiene su función.

Nos empeñamos en vivir a contracorriente y con un ritmo de vida que no contribuye demasiado a tener un nivel aceptable de estrés, pero la naturaleza es sabia y nuestro cuerpo también. El organismo siempre tenderá a mantener o a recuperar la salud y, cuando te avisa en forma de patología o sintomatología, no está tratando de fastidiarte, simplemente te está diciendo —o gritando— que está sobrecargado y que necesita tu ayuda.

Si el estrés deja de ser malo y se convierte en útil, te propongo que empieces por detectar en qué dichosa atracción defectuosa has decidido montarte y cuánto tiempo llevas en ella dando vueltas. A partir de ahí, puedes empezar a repararla para disfrutarla en las mejores condiciones y con todos los estímulos, luces y colores de los que dispone... o bien subirte a otra en la que te diviertas más y te enfermes menos.

La vida funciona como un recinto ferial en las fiestas de un pueblo en el que dispones de decenas de atracciones donde elegir. Puede ser que a veces no esté la que más te gusta o te conviene, o que la que te gusta está cerrada hasta mañana, o que incluso la presión social te dicte que te subas a una que no te convence y lo haces a regañadientes, pero siempre habrá una que pueda encajar contigo, que funcione para ti, al menos de forma momentánea.

Elige esa, súbete y a disfrutar del viaje. Y si en algún momento sientes que no es la tuya, siempre estarás a tiempo de comprar una nueva ficha y montarte en otra.

En el peor de los casos, solo tendrás que buscar otra fiesta.

¿Es estrés o ansiedad? Diferencias

Matemáticas, historia, inglés, física y química, lengua o geografía son algunas de las asignaturas clave que cursamos a lo largo de nuestra educación, pero, a pesar de su importancia, no nos preparan para la vida. Al menos en mi caso, he necesitado en más ocasiones entender cómo funciona la ansiedad que cómo se realiza una ecuación de segundo grado.

Estoy segura de que, si llenara un salón con miles de personas y les pidiera que levantaran la mano a aquellas que hubiesen podido experimentar una clase sobre emociones en algún momento de su etapa educativa, pocas manos levantadas me encontraría.

Porque no nos enseñan nada sobre gestión o inteligencia emocional, ni cómo utilizar herramientas o recursos para la resolución de conflictos. Crecemos en un sistema pobre en educación emocional y, cuando llegamos a la adolescencia, con todos los cambios hormonales e internos que nos invaden, hacemos lo que podemos con lo que tenemos.

De esta manera, a trompicones, seguimos avanzando, y cuando eres adulto llega un día en el que, por ejemplo, conoces a una persona, te enamoras y decides irte a vivir con ella. Y te das cuenta de que constantemente huyes del conflicto, de que no sabes poner límites, que te enfadas muy a menudo por todo o te pasas el día preocupado por cualquier cosa, sin entender muy bien qué te pasa ni, mucho menos, qué debes hacer con ello.

Pero no es solo cosa tuya. Miras a tu alrededor y ves que prácticamente todo tu entorno va por la vida de la misma manera.

Como mucho conocerás al típico «rarito hippie consciente» que dice cosas que nadie entiende, pero será la excepción a la norma.

Por suerte para todos, nos adentramos en una era donde la salud mental está empezando a ponerse sobre la mesa, donde las palabras estrés, ansiedad e inteligencia emocional empiezan a tomar un lugar, un poco difuso todavía, pero al menos un lugar.

La vida te ha situado aquí donde estás hoy, con esos síntomas que has ido recogiendo a lo largo de este libro y que quizás tengan que ver con esto de las emociones, con esto del estrés. Vale, sí, pero cuando tomas consciencia de ello, justo en ese momento te quedas en blanco y te preguntas: «¿Y ahora qué?».

Tranquilo, que surja esta pregunta es una buena señal, eso es que tu mente se ha abierto y que empiezas a valorar otras opciones, a ver tu salud en conjunto, y es perfectamente comprensible que aparezcan este tipo de dudas.

¿Tengo ansiedad o estrés? ¿Qué es una emoción?
¿Cómo puedo identificar cada una y diferenciarlas?

Empecemos por el principio: las emociones son esos colores que hay dentro de ti y que determinan las respuestas afectivas y subjetivas que experimentas en diferentes situaciones. Todas ellas son reacciones naturales a estímulos tanto internos como externos. Colores que, en función de la situación, pueden dar como resultado un arcoíris vibrante, o un día nublado y gris.

Algo que he podido comprobar últimamente en redes es que en general no sabemos cuáles son las emociones, y en más de una ocasión las confundimos. Pongamos un poco de luz al asunto. Las emociones principales son seis:

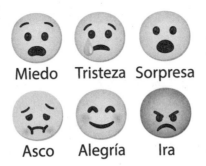

Miedo   Tristeza Sorpresa

Asco   Alegría   Ira

Dentro de cada una podemos encontrar matices. Por ejemplo, cuando experimentamos miedo podemos llegar a sentirnos preocupados, agobiados, asustados, inseguros, rechazados, humillados o incluso inútiles. En cambio, cuando experimentamos sorpresa, podemos sentirnos también asombrados, enérgicos, entusiasmados, confundidos, impresionados o desilusionados.

Ese matiz mucho más sutil de las emociones viene determinado por la forma en la que filtras la realidad. Por eso, una situación que a ti te genera rabia puede generarle miedo a la persona que tienes al lado. Identificar tus propias emociones es relativamente sencillo si te prestas atención y tomas conciencia de ti mismo; el problema llega cuando tratamos de rechazar aquellas que nos incomodan o nos desagradan. Porque es muy sencillo —y placentero— experimentar felicidad, pero cuando aparece el miedo… la cosa cambia.

Esto se produce por el mismo motivo por el cual tendemos a pensar que el estrés es malo, porque todo lo dividimos en esos términos dicotómicos. Pensamos que las emociones se dividen en buenas o malas, en negativas o positivas, algo que, en vez de ayudarnos, nos perjudica. Todas las emociones son imprescindibles en nuestra vida, por más o menos agradable que nos resulte experimentarlas.

Casualidad o no, justo el fin de semana antes de escribir estas líneas vi una película en la que una de las protagonistas asesinaba (o al menos lo intentaba) al miedo en su cabeza. Al día siguiente pasaba de ser una adolescente miedosa, tímida y bastante introvertida a convertirse en una adolescente mucho más extrovertida y echada para delante. Las primeras horas de esta nueva vida eran geniales: si alguien la criticaba, no le daba importancia; cuando tenía que enfrentarse a algún reto, como un examen, estaba tranquila. Vaya, que parecía que la decisión que había tomado eliminando el miedo de su vida había sido la adecuada.

Pero entonces empieza a tomar decisiones imprudentes que la ponen en peligro, no solamente a ella, sino a su familia y a sus amigos. Hasta el punto de que incluso se convierte en la novia del malo de la película, un malo que, además de asesino, trataba de utilizarla para acabar con el mundo. ¿Muy fuerte, verdad?

Se había vuelto incapaz de percibir las señales de peligro en su entorno y su intuición había desaparecido. Su miedo no la estaba avisando de que quizás debía tomar otro camino.

Con este pequeño fragmento de la película quiero que entiendas que la solución no es deshacerte del miedo o de las emociones que te resultan desagradables. Esas emociones son importantes y necesarias en tu vida no solo para sobrevivir, sino para relacionarte con los demás, para tomar decisiones y para evolucionar.

Pero tal vez te preguntes: ¿qué tienen que ver las emociones con el estrés o la ansiedad?

Pues mucho, ya que las emociones pueden desencadenarse como respuesta al estrés, que a su vez puede intensificar la forma en la que sientes estas emociones y hacer que aparezcan nuevas. Por ejemplo, si te enfrentas a una situación que te genera frustración o rabia, es probable que esas emociones te generen estrés, y si ese estrés se prolonga puede acabar generando irritabilidad o tristeza.

El estrés aparece cuando esas emociones que sentimos nos hacen percibir la situación como desafiante o amenazante. Un examen puede darme miedo si creo que puedo suspenderlo y, como lo considero un hecho desafiante, el estrés se activa. Esto se da en todas aquellas situaciones que puedan necesitar como respuesta una lucha, una huida o un extra de motivación. ¿Puedes verlo?

Frente a cualquier situación que vivamos vamos a generar emociones, y, si esa situación es desafiante o amenazante, a esas emociones las acompañará el estrés, que puede sumar a esa ecuación una mayor intensidad y otras emociones diferentes.

Debes tener en cuenta que, al igual que el estrés, las emociones también provocan cambios en tu cuerpo. Seguro que has percibido cómo reacciona tu cuerpo cuando sientes tristeza; es muy diferente a cómo lo hace cuando te enfadas o cuando sientes felicidad. Y si las emociones tienen un impacto en tu cuerpo... ¡Exacto! También tendrán un impacto en tu sistema digestivo.

Pero... ¿y qué hay de la ansiedad?

Para hablarte de ello, quiero presentarte a Almudena y contarte su historia como indigesta, que tan amablemente me ha permitido compartir para que pueda ayudarte e inspirarte.

Almudena es una mujer de 32 años que trabaja en una empresa familiar como responsable del departamento administrativo. Su diagnóstico incluía SIBO y gastritis crónica con ardores, reflujo y épocas de estreñimiento que se acentuaban en momentos de más estrés y ansiedad. Un diagnóstico con el que llevaba aproximadamente un año y medio, pero con síntomas digestivos desde hacía ocho años. Había realizado ya varias tandas de antibiótico para erradicar el SIBO, dieta FODMAP, antiinflamatoria y un sinfín de suplementos junto con terapia psicológica, pero, a pesar de sentirse mejor a nivel emocional, sus síntomas seguían igual y en momentos de máximo estrés sentía que todo el trabajo terapéutico que había hecho se venía abajo.

Cuando conocí a Almudena en consulta, después de contarme su historia, le pregunté, al igual que hago con todos mis pacientes: «¿Cuándo mejoran y cuándo empeoran tus síntomas?».

Ella lo tenía claro: los peores momentos eran al finalizar cada trimestre, cuando la carga de trabajo aumentaba y tenía más estrés.

Almudena me visitó por primera vez a finales de marzo, en ese momento crítico de cierre del primer trimestre del año. No obstante, llevaba ya desde el inicio del mes fatal con sus síntomas, cosa que le extrañaba mucho, pues la tensión y la carga de trabajo no solían empezar hasta mediados de mes. Aquí, amigo, es cuando me tocó hablarle a Almudena de las diferencias entre el estrés y la ansiedad, y así se lo expliqué:

Imagina por un instante que, en tu tarde libre, decides ir a dar un paseo por la naturaleza y, cuando llegas a la montaña, dos caminos se abren frente a ti, dos caminos muy diferentes. Inmediatamente puedes vislumbrar como en el camino de la izquierda aparece a lo lejos un oso feroz y tu cuerpo entra en modo lucha o huida de inmediato. Sientes el impulso de correr o defenderte para mantenerte a salvo, tu corazón empieza a latir rápidamente y tus músculos se tensan. Estás completamente concentrada en lidiar con el oso y en encontrar una solución para escapar tan pronto como puedas de esta amenaza. Fíjate como en este instante aparece el estrés, a través de esa respuesta inmediata a un peligro real o percibido, y como ese estrés te impulsa a actuar rápidamente para protegerte.

Del mismo modo, cuando llega el 15 de marzo, tu cuerpo activa esta respuesta para poner toda tu energía en sacar adelante el trabajo y llegar a abril con todo presentado y en orden. Así podrás salir airosa y sin daños colaterales de la situación.

Ahora imagina que vuelves a esa montaña y decides experimentar qué sucedería si tomaras el otro camino. Cuando lo haces empiezas a darte cuenta de que no paras de imaginar que en cualquier momento va a aparecer un oso. Aunque no haya señales que lo indiquen, empiezas a imaginar peligros ocultos en cada esquina, en cada árbol, en cada piedra del camino. A medida que avanzas, la sensación de peligro aumenta, la preocupación es máxima y sobre tu cabeza sientes una nube gris y oscura que te sigue a todas partes, incluso en días soleados. No importa en qué parte del camino estés o qué estés haciendo, la nube está ahí creando una sensación de inquietud constante. Empiezas a sentirte nerviosa, preocupada y con un presentimiento de un peligro inminente, incluso cuando no hay señales de una amenaza real. Esta nube es tu ansiedad, una ansiedad que es más persistente y generalizada, que no tiene tanto que ver con una situación concreta, sino más bien con una sensación constante de inseguridad y preocupación.

Cuando empieza el mes de marzo, esa nube gris oscura se instala ya en ti y aparece la ansiedad que de algún modo trata de anticiparse a ese peligro, amenaza o desafío que es el final del trimestre. Tu preocupación por esos días que todavía no han llegado hace que tu cuerpo sienta que prácticamente está allí, en esos días que están por venir.

Con este sencillo ejemplo, Almudena entendió que el estrés y la ansiedad estaban desencadenando este aumento de la sintomatología a partes iguales, tanto si la situación de estrés y mayor carga de trabajo era real, como si esa situación, por el momento, solo estaba en su cabeza.

En definitiva, comprendió que la diferencia principal entre el estrés y la ansiedad no solo está en si la amenaza es real o imaginaria, sino que el espacio temporal en el que se daban era de vital importancia.

Cuando el estrés aparece es porque te encuentras en una situación desafiante o amenazante que se está dando en ese justo momento, aquí y ahora. Sin embargo, cuando hablamos de ansiedad, estamos preocupándonos por el futuro, por situaciones desafiantes o amenazantes que todavía no han sucedido, y que en la mayoría de los casos no terminan sucediendo.

Almudena empezaba marzo con ansiedad, no por el trimestre en sí, sino preocupada por si no llegaba a tiempo con las nóminas, con la presentación de impuestos; en definitiva, con presentimientos de que nada iba a salir según lo planeado y que sería un fracaso. La ansiedad nos alerta de todos esos miedos y preocupaciones que proyectamos en el futuro, el miedo a equivocarnos, a que nos juzguen, a que nos rechacen, a suspender, a fracasar, a que nos despidan, a quedarnos sin dinero, a morir.

Detrás de la ansiedad, de todos estos miedos, está la necesidad de controlar lo incontrolable. De controlar cómo saldrán las cosas, los tiempos, los resultados, las decisiones de los demás, de la vida y del mundo en general. Por esta razón, con Almudena no empezamos su trabajo personal centrándonos en su estrés por el trimestre o su ansiedad; eso ya lo llevaba haciendo durante años con su psicóloga y, a pesar de haberla ayudado a nivel racional a sobrellevarlo, sus síntomas seguían ahí.

Cuando esto sucede, recuerda que estás trabajando con el órgano equivocado, con tu cerebro, y no con tu sistema digestivo, que es el que en este caso seguía sufriendo toda esa ansiedad y estrés.

Lo que Almudena necesitaba era soltar la necesidad de tener el control sobre todo lo que podía pasar en ese trimestre, aceptar que había cosas que sí podía controlar, pero muchas otras que no. No dependía de ella que la web de hacienda funcionase rápido o no, o que uno de los empleados de su departamento enfermara esos días críticos de trabajo, o que su madre, la directora de la empresa, esa semana le añadiera más carga de trabajo. Todo esto y mucho más podía suceder, y era algo contra lo que no podía luchar.

Cuando Almudena decidió dejar de luchar contra esas cosas que no dependían de ella, cuando trabajamos ese control desde el cuerpo, los síntomas empezaron a remitir, y el tratamiento antibiótico para el SIBO empezó a ser efectivo.

En este caso, puedes diferenciar las emociones del estrés y la ansiedad y también ser consciente de que, en muchas ocasiones, la raíz del problema radica en que vivimos desfasados en nuestra línea temporal. Porque, si vives en el presente, la ansiedad no existe; si vives en el presente, tendrás momentos de estrés puntual, pero no se alargarán en el tiempo, porque el pasado es pasado y el futuro es futuro. En definitiva, estarás viviendo en el aquí y el ahora.

Las emociones y el estrés forman parte de la vida, y la vida de ellas.

¿Pero quién dijo que la vida había que vivirla rápido y sufriendo?

Claro que entender todo esto puede sonar abrumador.

Claro que en ocasiones las circunstancias no son las que más te favorecen.

Claro que no es fácil soltar.

Claro que no es fácil dejar atrás la culpa.

Claro que no es fácil decir que no cuando, siempre has dicho sí.

Claro que no es fácil priorizarte.

Ni es fácil escuchar tus necesidades cuando nunca lo has hecho.

Pero todo esto es como aprender un nuevo idioma, uno del que jamás has oído hablar, uno que ni siquiera tiene un ligero parecido a ninguno de los que ya conoces. Se trata del idioma del cuerpo, del idioma de las emociones.

¿Y quién dijo que un idioma se puede aprender en un día?

De la ansiedad al dolor

Suena el despertador. Son las siete de la mañana de un jueves como otro cualquiera y amanezco en mi cama al lado de Iris, mi pareja. Hoy tiene turno de mañana en el hospital, así que nos levantaremos juntos y podremos disfrutar del desayuno en compañía.

Cuando subo la persiana, veo cómo sobre el cristal cae alguna que otra gota, parece que ha llovido y la hierba se ve mojada, el cielo está bastante nublado y gris, algo habitual cuando vives en un pequeño pueblo del País Vasco. Escucho el sonido de la cafetera y el olor a café se cuela en la habitación. Iris siempre que puede me lo prepara, es mi turno de prepararle su infusión, no sé qué tiene de especial, pero nos gusta hacerlo así.

Me dirijo a la cocina y, cuando aparto la silla para sentarme, veo como Iris hace una mueca con su cara: «Otra vez no», pensé por un instante, y es que ya me conozco esa mueca de sobra. Sabía que sus síntomas digestivos estarían haciendo acto de presencia a través del dolor durante ese día y, aunque ella trataba de no quejarse, yo percibía que algo no andaba bien.

He de reconocer que su dolor constante me tiene un poco harto, y no por cómo influye en nuestro día a día, que lo hace, y mucho: cada vez salimos menos con nuestros amigos, las recetas en casa se reducen a la misma ecuación restrictiva de siempre, hacemos menos planes fuera de casa, no viajamos tanto, ni tampoco nos reímos como antes. No, eso no es lo que me tiene harto, lo que realmente me desespera es que no sé qué puedo hacer para ayudarla.

Mi discurso mental se detiene por un momento cuando veo que Iris empieza a poner sus manos sobre su tripa, el dolor se palpa en sus ojos y trato de ayudarla a sentarse, pero no puede. Empieza a ponerse pálida y le pregunto si necesita algo, si quiere un vaso de agua o que le caliente su bolsita de semillas, pero ella se irrita todavía más. No sé de qué forma puedo ayudarla, me siento impotente, últimamente no hay semana en la que no vea a la persona que más quiero en el mundo pasar por este sufrimiento, y yo aquí, como mero espectador de la película sin poder hacer nada por ella...

Es una situación realmente frustrante. Ha probado mil y una cosas para aliviar ese dolor y lo único que la ayuda son unas inyecciones que, de lo fuertes que son, no puede ponerse más de una cada quince días. Antes, las crisis desaparecían semanas, o incluso algún mes entero y nos daban algo de tregua, pero últimamente están siendo una constante. No hay semana en la que el dolor no aparezca, con su correspondiente baja en el trabajo y, por supuesto, toda la carga emocional que supone para Iris.

Todo esto le genera tanta ansiedad, tanto miedo, tanto estrés y tanto cansancio... que me rompe por dentro verla así. Ese día, además, fue diferente al de otras crisis: empezó a marearse, a ver borroso, a desequilibrarse y de un momento a otro se desmayó.

Me quedé en *shock*. No sabía qué hacer, mi cuerpo se paralizó y no era capaz de articular palabra cuando la vi ahí, en el suelo, inerte... Por suerte, su madre llamó esa mañana y, tartamudeando, le conté como buenamente pude lo que había pasado. Su madre me tranquilizó y me dijo lo que tenía que hacer, pues por lo visto no era la primera vez que le pasaba, aunque fuera la primera vez que lo veía...

Cuando se despertó, recuerdo decirle:

—Iris, esto tiene que cambiar, déjame que te ayude, debemos hacer algo.

Ella asintió como pudo.

Relato de Oier (pareja de indigesta)

Escuchar estas historias de primera mano me sigue removiendo. Cuando Oier e Iris aparecieron por primera vez en la consulta, me vi muy reflejada en esta historia. Y, a pesar de que Iris era la protagonista de toda la sintomatología y de este dolor tan insoportable que en ocasiones terminaba en desmayo, no podía evitar conectar con Oier y con su desesperación por no saber cómo ayudarla: su mirada, sus ojos, sus palabras... eran las mismas que en su momento yo recibía por parte de mi pareja.

Es muy complejo convivir con estos síntomas sin sentirte culpable por ver así a las personas que te quieren y te rodean. Y, al mismo tiempo, es muy difícil para ellas no sentirse impotentes por no saber cómo acompañarte en el proceso, tan difícil que solo cuando lo has vivido en primera persona puedes llegar a entenderlo.

Este relato no es solo de Oier, es el de todas esas familias, amistades, parejas, hermanos y hermanas que viven esto a nuestro lado cada día. Y aunque en este libro los protagonistas son los indigestos, quería honrar a todos esos acompañantes en la sombra con este capítulo.

Cada vez acuden más personas a consulta con síntomas como los de Iris, donde el dolor está presente. Aunque se trata de una sensación difícil de medir por lo subjetiva que es para cada persona, se estima que más del 20% de la población mundial convive con dolor crónico en algún momento de su vida, entendiendo como crónico aquel que persiste más allá de los tres meses.

El dolor en sí no es más que una experiencia sensorial y emocional desagradable que nos sirve como aviso de un daño real o potencial de los tejidos del cuerpo. Podemos decir que el dolor funciona como una alarma protectora del organismo que nos avisa de una lesión o enfermedad, impulsándonos a buscar soluciones y medidas para evitar un daño mayor.

El problema que vivimos actualmente es que cada vez estamos más desconectados de nuestro cuerpo, siendo menos conscientes de las sensaciones que percibimos a través de él. Esto sucede porque cada vez tenemos estilos de vida más sedentarios, donde pasarse largas horas sentado frente a una pantalla es la dinámica general, lo que conduce a una disminución de la conciencia corporal y a una falta de conexión con las sensaciones físicas muy grande. Además, el uso excesivo de pantallas, aparatos tecnológicos y demás distracciones nos hace vivir inmersos en un mundo virtual, dejando a un lado el mundo real y dificultando así la atención plena.

Además de todos estos factores socioculturales, en muchos casos entran en juego también experiencias traumáticas y desagradables, donde estar en contacto con el propio cuerpo puede ser doloroso o percibido como una amenaza. En situaciones así, como mecanismo de protección, se puede generar una desconexión de las sensaciones corporales, algo muy habitual en casos de abuso sexual, por ejemplo.

Si te pregunto qué sensaciones corporales asocias tú al dolor, estoy segura de que no me responderás lo mismo que si le hago esa misma pregunta a cinco personas más. Y es que el dolor puede manifestarse de diversas formas: podemos llegar a sentirlo como punzadas, ardor, dolor agudo, sordo, pinchazos, como dolor muscular, visceral o neuropático... cada persona percibe el dolor de una forma distinta.

Resumiendo, el dolor es una alarma que nos avisa de que nuestro cuerpo podría sufrir un daño real o potencial para que nos pongamos en marcha para solucionarlo. Así que, cuando el sistema digestivo no funciona como debería, sea por el motivo que fuere, el dolor es un síntoma que puede estar presente como forma de aviso. En el momento en el que el dolor aparece, podemos pensar que es un fastidio, pero piénsalo así: gracias a él puedes percibir ciertos problemas, daños o enfermedades en tu cuerpo que sería imposible detectar de otra forma.

Pero ¿sabes lo más importante?

Al igual que el intestino y el cerebro están interconectados, como ya hemos comentado anteriormente, el dolor físico y el emocional también lo están de forma bidireccional, es decir, el dolor físico tiene un impacto significativo en nuestro estado de ánimo y viceversa. Todos lo hemos vivido, ¿verdad? Cuando algo te duele no sueles estar saltando de alegría, y a su vez, cuando sientes dolor emocional, este puede influir en la percepción y la experiencia del dolor físico. Se sabe, por ejemplo, que el estrés, la ansiedad y la depresión pueden amplificar la sensación de dolor y hacerlo mucho más difícil de tolerar, ya que en ese momento esas emociones negativas aumentan la sensibilidad al dolor y hace que seamos más conscientes de las sensaciones dolorosas.

Una situación muy habitual para ejemplificar este hecho es el de aquellas personas a las que les duele un montón hacerse una analítica de sangre, sobre todo en ese momento de aguja y pinchazo. Sin embargo, les encanta tatuarse y no lo sufren en absoluto. ¿Y eso por qué? Pues porque el estado de ánimo, el sistema nervioso y la frecuencia cardíaca seguramente están más condicionados por el miedo y la ansiedad en una sala de analíticas que por el disfrute que supone la experiencia de un nuevo tatuaje.

Pero ¿cómo funciona el dolor a nivel físico?

Se puede decir que el proceso del dolor comienza con la estimulación de los nociceptores, unos receptores de dolor que tenemos repartidos por todo el cuerpo, desde la piel y los músculos hasta los huesos y los órganos internos. Estos nociceptores son supersensibles a estímulos dolorosos como el calor, la presión, los accidentes, traumatismos, infecciones, enfermedades, cirugías o la exposición a agentes dañinos. En el momento en el que los sienten, envían inmediatamente varias señales al sistema nervioso central.

Estas señales realizan un viaje a través de las vías nerviosas hacia la médula espinal y luego se transmiten al cerebro, donde, a través de nuestro ya conocido filtro, se procesa e interpreta la experiencia dolorosa. Es por ello que la percepción del dolor está directamente condicionada por nuestras expectativas y creencias, y nuestro estado de ánimo.

Justamente por ese motivo, Iris —que llevaba lidiando con problemas digestivos prácticamente toda su vida, estaba diagnosticada con una enfermedad inflamatoria intestinal y sufría de episodios de dolor abdominal intenso, distensión y malestar gastrointestinal— ha desarrollado una mayor tolerancia al dolor abdominal. Ha aprendido a reconocer los síntomas y a manejarlos de la mejor manera posible, lo que no quiere decir que en momentos de más ansiedad o estrés el dolor no la sobrepasen, sino que ya ni siente ni padece, por así decirlo, en la mayoría de ocasiones. No obstante, también hay días, como el descrito por su pareja, en los que el dolor gana la batalla y se desmaya.

Oier, sin embargo, que goza de buena salud, nunca ha tenido problemas digestivos ni ha experimentado dolores abdominales intensos o molestias digestivas crónicas, tiene una tolerancia a este tipo de dolor mucho más baja, ya que no ha tenido la misma exposición al mismo que Iris.

Cuando el dolor físico forma parte de nuestras vidas, debemos tener en cuenta también el dolor emocional, la ansiedad y el estrés, ya que, trabajando sobre ellos, la intensidad con la que percibimos el dolor e incluso la frecuencia con la que aparece, mejorarán significativamente. En el caso de Iris, por ejemplo, pasó de vivir con dolor semanal, desmayos ocasionales y bajas laborales frecuentes a experimentar algo de dolor de baja intensidad en días puntuales que aliviaba con las herramientas que aprendió a utilizar durante el proceso.

Esto supuso un cambio enorme en su calidad de vida. Recuerdo que, a los dos meses de iniciar el proceso, recibí un mensaje de Oier contándome lo cambiada que la veía; tanto, que incluso ese fin de semana habían podido ir de cena con sus amigos. Y es que, a pesar de no ser la persona que padecía el dolor, él también podía vivirlo en un segundo plano a través de Iris; por eso su papel también fue de gran ayuda durante el proceso.

Encontrar y tratar la causa que genera dicho dolor podría parecer la solución más fácil *a priori*, pero generalmente en patologías de tipo digestivo una de las causas más habituales es la inflamación, ya sea de bajo grado o bien aguda. Y resolver esta inflamación es un problema que no se soluciona en un par de días con la pastillita mágica, sino que generalmente hay varios factores implicados que deben atenderse. La buena noticia es que sí hay algo que puedes hacer. Recuerda que ese dolor es solamente una señal que te avisa de que algo no va bien para que tomes medidas para solucionarlo.

¿Tienes esto claro? Genial, porque en esta frase está gran parte de la solución. Porque resolver el problema no solo implica tener que tratar la inflamación de base. Eso ya se dará con el tiempo si estás siguiendo un proceso terapéutico. Mientras tanto, si tu cerebro percibe que ya estás poniendo remedio a esa inflamación y que estás en proceso de solucionarla, no necesitará avisarte constantemente a través del dolor para que le hagas caso.

Aquí, querido amigo, está el meollo del asunto. Si existe una conciencia corporal que te permita ver eso, el dolor no tendrá que avisarte de forma tan intensa y repentina. Porque te permitirás atender esa señal, porque te escucharás, porque percibirás que algo no va bien incluso antes de que se genere un aviso de dolor, porque estarás conectado con tus sensaciones corporales, porque te priorizarás, atenderás tus necesidades, porque te conocerás y actuarás en consecuencia.

Si te pregunto: ¿qué sensación corporal se activa primero en tu cuerpo cuando te enfadas, o cuando tienes ansiedad, o cuando tienes miedo, o, por el contrario, cuando estás contento? Seguramente tu respuesta no será inmediata, es posible que tengas que poner atención la próxima vez que te ocurra para poder saberlo. Aunque no lo creas, el primer lugar por el que pasan las emociones es el cuerpo, pero tenemos tan poca conciencia corporal que en la mayoría de los casos ni lo percibimos.

Siguiendo con el ejemplo anterior, imagina que la causa de ese aviso en forma de dolor es la inflamación, y que esa inflamación es consecuencia de un sobrecrecimiento bacteriano, un desequilibrio a nivel de microbiota o cualquier otro motivo, pero que se trata de una inflamación que no se resolverá de una forma «rápida». ¿De qué forma puedes utilizar esa conciencia corporal y qué herramientas te pueden ayudar a que ese dolor no aparezca avisándote de algo que ya sabes?

Bien, la primera estrategia es valerte de esa conciencia corporal para respetar tus necesidades. Porque el cuerpo es sabio y nadie mejor que él puede decirte qué necesita en cada momento: si tiene energía para hacer esto o lo otro, si tiene ganas de comer eso o aquello. Tu trabajo es simple: solo tienes que escucharlo, sin enfadarte con él, sin recriminarle o echarle la culpa de todas tus desgracias. Simplemente, escuchar con los oídos bien abiertos y llenos de compasión por lo que necesita.

Cuando él habla y tú le escuchas, ya no necesita avisarte más a través del dolor, ya que tú mismo a través de esa conciencia corporal entiendes y percibes que algo no va bien y actúas en consecuencia. Para aprender a escuchar bien tu cuerpo, es importante que detectes cuáles son esas pequeñas barreras del día a día que la dificultan. Quizás estás priorizando las necesidades de los demás en lugar de las tuyas, a lo mejor te cuesta poner límites, o te sientes egoísta, o incluso culpable cuando solamente te estás escuchando a ti. Todos estos motivos pueden hacer que esa escucha, que *a priori* debería ser sencilla, requiera de un trabajo introspectivo más profundo.

No lo juzgues, simplemente observa esos obstáculos como pequeñas piedras en el camino que puedes saltar, rodear o incluso levantar y sacar de en medio.

Cuando aprendes a escuchar a tu cuerpo, el camino se vuelve más ligero. Es entonces cuando toca pasar al segundo nivel, el de la confianza. Porque cuando el dolor asoma casi sin darte cuenta, puedes ponerte en modo hipocondríaco, empezar a desconfiar de lo que pueda estar pasando en tu cuerpo, o incluso llegar a pensar, después de recibir unos resultados favorables por parte del especialista, que quizás todo esto sea producto de tu imaginación.

Vale, ¿pero de qué confianza me hablas?, tal vez te preguntes. Pues de confianza en que tu cuerpo de por sí tiende a recuperar y mantener la salud sin que tú hagas nada; incluso aunque hagas cosas que van en contra de esta salud, él tenderá al equilibrio. Confianza en los profesionales de la salud que visitas, aunque no aciertes siempre a la primera eligiéndolos. Y, sobre todo, confianza en tu percepción de lo que está pasando, pues nadie mejor que tú puede sentirlo o percibirlo: no estás exagerando, ni se trata de una paranoia mental que te has inventado. El dolor es subjetivo, sí; pero si lo sientes, nadie puede decirte que esa sensación no es real, porque tenga o no sentido, sea o no lógico, esta es hoy tu realidad. Así que confía en tu percepción, porque con esa confianza puedes ir de la mano con tu cuerpo a lo largo del camino y así aliviarlo.

La escucha y la confianza son dos de los ingredientes de la ecuación que van a llevarte a tu recuperación. Para mí, durante mi proceso como indigesta, supusieron todo un reto y un cambio en la forma en la que me trataba y vagaba por el mundo. Hasta ese momento me costaba horrores priorizarme, siempre ponía por delante las necesidades de los demás antes que las mías, pero cuando entendí que la mejor forma de estar disponible para el otro es estando primero para ti, la frase «soy una egoísta» se transformó en «hago lo que puedo con lo que tengo, y es suficiente así».

Eso aligeró mucho la carga que llevaba sobre mis espaldas y, cuando empecé a confiar, terminé de darle un giro de ciento ochenta grados a mi salud, pues en ese momento fui consciente de que nadie mejor que yo podía saber lo que estaba sintiendo y percibiendo. Y que, aunque *a priori* todas las pruebas saliesen bien, aunque *a priori* todo fuese estrés, esa confianza me dio la motivación para seguir, para salir de la superficie y profundizar. Esa confianza me hizo creer en mí.

Y tú, ¿vas a creer en ti?

El bucle síntoma-ansiedad, ansiedad-síntoma

Una de las frases que más escucho en consulta cuando conozco a una nueva paciente o alumna es la siguiente: «*Fani, yo ya no sé si el estrés me genera síntomas o si son los síntomas los me generan estrés…*».

«A veces pienso que con mis propios nervios me genero yo misma las crisis...» y *«Es la pescadilla que se muerde la cola...».*

Ni te imaginas cuántas veces he dicho yo estas frases a lo largo de mi propio proceso, sobre todo esta última, y es que la sensación de estar atrapada en una rueda de hámster de la que no podía salir, ni tampoco parar, me acompañó durante muchos años.

A veces sí que identificaba cómo experimentar más estrés y ansiedad de la cuenta durante unas horas o incluso unos días, generaba una crisis épica de síntomas varios. Al menos, durante esos días, había una explicación. Pero había días en los que no encontraba ningún sentido a lo que me pasaba. El síntoma aparecía sin razón aparente, estando yo tranquila, habiendo comido supuestamente bien y sin experimentar estrés ni ansiedad... Aun así, a pesar de que todo parecía en orden, ahí estaba el síntoma haciendo acto de presencia.

En esos desconcertantes momentos veía como, al aparecer el síntoma, en solo unos pocos segundos, me transformaba por completo y dejaba de ser la misma. De repente aparecía la ansiedad, la angustia, el miedo, el estrés, el agotamiento por estar viviendo otra vez eso, el desgaste, la desesperanza por pensar que jamás me recuperaría del todo, la frustración, la irritabilidad, el bajón de ánimo, de energía, la impotencia...

Podría seguir llenando páginas y páginas hablándote de cada una de estas sensaciones que aparecían tras cada síntoma, pero estoy segura de que con ese breve resumen ya te has sentido identificado. Cuando esto pasa, es muy habitual que nos preguntemos: ¿Qué viene antes? ¿El huevo o la gallina? ¿El estrés y la ansiedad o el síntoma? Y no es que la respuesta a esa pregunta vaya a solucionarte la vida, pero sí que puede ayudarte a entender mejor qué está sucediendo ahí abajo, y esa comprensión —además de alivio (lo cual necesitamos y mucho)— también te brinda una explicación sobre lo que te está pasando, te da un porqué con el que puedes empezar a buscar soluciones.

Al inicio de este libro leíste la palabra «bidireccional» en más de una ocasión y, aunque es posible que no le hayas dado mucha más importancia hasta ahora, cuando hablamos de esta rueda del hámster, la palabra «bidireccional» se convierte en la clave de todo.

Sé que te encantaría que te pudiera decir si lo que viene antes es el estrés y la ansiedad o el síntoma, pero tengo que advertirte que mi respuesta será una de esas que normalmente tienen pocos «me gusta» y preferimos no escuchar demasiado.

Y es que, si la relación entre nuestro sistema digestivo y nuestro cerebro es bidireccional, esto significa que no solo el sistema digestivo tiene un impacto en nuestro cerebro y nuestra respuesta emocional, sino que nuestro cerebro y nuestra respuesta emocional también impactan, a su vez, en nuestro sistema digestivo. Vamos, que se retroalimentan el uno al otro.

Por lo tanto, la respuesta a «qué fue primero» no es el huevo ni la gallina, la respuesta es: depende. Ese «depende» que tanto nos agota y que tan pocas respuestas y sobre todo tan poca claridad nos da. Pero espera, que tengo una buena noticia para ti. A pesar de ese «depende», puedes utilizar la bidireccionalidad que existe entre tu sistema digestivo y tu cerebro a tu favor, algo que tal vez no has probado hasta hoy y que hace que sigas agotándote en esa rueda del hámster día tras día.

De verdad, tómate este capítulo muy en serio porque esta maldita rueda es una de las cosas que más desgastan de vivir constantemente con síntomas. Porque, aunque tú no puedas más, esa rueda sigue y seguirá arrastrándote, así que pon atención si quieres salir de una vez de ella.

Vamos a ver primero de forma breve y clara esa relación bidireccional. Pueden darse básicamente dos situaciones para iniciarla: cuando un síntoma nos sorprende sin razón aparente o cuando un momento puntual o prolongado de estrés y ansiedad desencadena el síntoma. Empiece por donde empiece, acabarás entrando en el siguiente bucle:

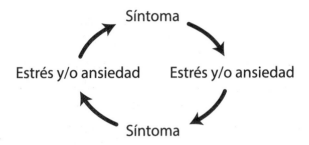

Como ves, a pesar de lo tortuoso que puede llegar a ser este bucle, el mecanismo es bastante simple: un síntoma genera estrés y ansiedad; ese estrés y ansiedad hacen que ese síntoma aumente en intensidad, y eso genera más estrés y ansiedad, retroalimentando la rueda.

La lógica podría decirte que lo mejor para romper ese bucle es abordar ese estrés y ansiedad que han aparecido, bien por una situación en concreto, o bien por una situación estresante generalizada y sostenida en el tiempo. Si somos capaces de controlar ese estrés, podremos prevenir la aparición del síntoma, de manera que este no tenga que aparecer para avisarnos de que algo va mal. Sí, desde luego, ese sería un buen primer punto de abordaje.

Una segunda estrategia desde el punto de vista lógico podría ser descubrir por qué el síntoma sigue apareciendo, aunque siga la alimentación pautada, esté tranquilo, medite por las noches y haga todo aquello que se supone que debo hacer para solucionarlo.

Es cierto que ambas lógicas te llevarán a solucionar la raíz del problema, lo cual es imprescindible para recuperar tu salud digestiva y emocional. El problema de ambas estrategias es que suelen ser procesos muy, pero que muy largos. Por lo que podríamos decir que es la solución, pero no puedes seguir así hasta llegar a ella.

Encontrar un diagnóstico certero y real para saber qué desencadena los síntomas o gestionar todo el estrés y la ansiedad que somatizas puede llevarte meses, o incluso años, de un sinfín de pruebas, pautas, tratamientos, dietas, terapias o cursos, por solo citar algunos enfoques.

Con esto no quiero desanimarte, solo hacerte ver que poner el foco solo en la lógica mientras sigues avanzando hará que sigas agotándote cada día más en la rueda del hámster. Por supuesto que es necesario ir a la raíz del problema, es algo que siempre defenderé, pero, mientras tanto... ¿qué hay de tu salud mental, de tu vida social, tu estado de ánimo, tu día a día y, en general, del resto de tu vida durante el proceso? ¿Acaso eso no importa?

No te imaginas la de veces que me he encontrado a personas como tú y como yo que, tratando de llegar a esa raíz, han acabado estando tan mal que la única opción para ellos fue, simplemente, rendirse. Personas que llegaron al punto en el que no podían más, desgastadas por no ver grandes avances, cayendo en depresiones por no tener un diagnóstico claro después de varias pruebas realizadas. Personas que, después de probar tantas cosas diferentes y no mejorar, decidieron parar, dejar de buscar y de seguir luchando para recuperarse, porque ya no aguantaban más, porque habían traspasado su límite.

Puede que tú ya hayas llegado a ese punto, que estés cerca, o todavía no. De cualquier manera, voy a explicarte cómo romper con esa lógica de ir a la raíz del problema y cómo empezar a transformar aquello que sí puedes controlar durante el camino, para que esa búsqueda sea más llevadera y te aligere la carga que llevas a tus espaldas.

Al fin y al cabo, ¿de qué sirve llegar al final del camino, a esa recuperación tan ansiada si cuando llegamos lo hacemos llenos de moratones, agotados y con una pierna rota? Llegar así no valdría de nada, pues no podrías disfrutar de la tan esperada meta, simplemente desfallecerías.

Vale, y, si no voy a la raíz, ¿a dónde voy?, tal vez te preguntes.

Pues bien, ahora vas a imaginarte a un bebé recién nacido, que va a representar ese síntoma del que estás buscando la raíz de su existencia. ¿Lo has conseguido? ¡Genial!

Ahora es donde empieza el juego: explora en tus archivos digestivos y encuentra una situación reciente en la que ese síntoma apareciera y no lo pudieras gestionar del todo bien, un momento en el que sintieras que, emocionalmente, ese síntoma te desbordaba. En definitiva, un instante donde ese síntoma te afectó muchísimo. ¿Lo tienes?

Bien, ahora vas a concretar muy bien ese instante, y para ello vas a responder a las siguientes preguntas:

¿Dónde estás?

_____

¿Estás dentro o fuera de casa?

_____

¿Estás sola o acompañada?

_____

¿Cuántos años tienes?

_____

¿En qué momento del día estás (por la mañana, por la tarde o por la noche)?

_____

¿Qué estás haciendo cuando el síntoma aparece?

___

Una vez hayas concretado todo esto, tendrás una imagen clara y en movimiento de todo lo que fue sucediendo antes, durante y después de ese instante, casi como si estuvieras viviéndolo de nuevo.

Una vez ahí, quiero que recuperes la imagen de ese bebé recién nacido que te has imaginado al principio y que coloques a ese bebé en el instante en el que el síntoma apareció.

Ahora, este bebé es el síntoma, y cuando entra en escena escuchas su llanto insoportable a pleno pulmón.

Quizás una parte de ti quiera calmar ese llanto, pero, en lugar de eso, vas a tratarlo de la misma forma en la que tratas a tu síntoma, a tu cuerpo, a ti cuando aparece:

«¡Otra vez no! ¡No puedo seguir así, me matas! ¡No me dejas vivir! Estoy cansada de ti y de tus quejas, no puedo más contigo... Me generas angustia, me cabreas, me frustras, haces que me aleje de mis amigos, de mi familia, de mi pareja... ¡Mi vida es un infierno desde que convivo contigo!».

¿Cómo crees que se sentiría ese bebé si cuando llora le dicen todo esto?

No te culpes ni te juzgues, es normal que todas estas palabras salgan por tu boca, lo que estás viviendo con estos síntomas es muy difícil, lo sé y te entiendo, no sabes de qué manera. Sé que llega un punto en el que estallamos y todo explota, algo que también es necesario de vez en cuando.

Pero imagina solo por un momento cómo se sentiría ese bebé escuchando cada una de esas palabras, ¿cuál crees que sería su respuesta a todo esto?

Efectivamente, llorar más fuerte, durante más tiempo y con más intensidad. Y esto, amiga, es lo que realmente hace tu sistema digestivo cada vez que cargas contra él: subir la intensidad y alargar el tiempo en el que aparece el síntoma.

Muchas veces no sabemos por qué llora un bebé: quizás quiere comer, o que le cambies el pañal, tal vez quiere que lo abraces o simplemente le duelen los dientes. No tenemos ni idea, igual que ocurre cuando aparece el síntoma: en la mayoría de los casos no sabemos por qué está ahí. Puede que te haya sentado mal algo que comiste, que necesites ir al baño, que alguien te dé un abrazo... o simplemente te duele un diente ¿Lo entiendes ahora?

En ninguno de los dos casos eres capaz de detectar dónde está el incendio, solo oyes la alarma sonar. Pero por alguna razón, cuando un bebé llora desconsoladamente, tendemos a abrazarlo, revisarle el pañal, ofrecerle comida o simplemente arroparle. Cuando un bebé llora, le acompañamos y buscamos soluciones porque entendemos que algo no está bien. Sin embargo, cuando es nuestro cuerpo el que grita a través de un síntoma tendemos a maltratarlo, a enfadarnos con él, a decirle que pare, que no siga haciendo esto, que nos deje en paz... Cuando en el fondo lo único que está tratando de hacer es, al igual que ese bebé, avisarnos de que algo no va bien.

No digo que trates de hacer que ese bebé-síntoma se ría o se distraiga con una piruleta o una canción de cuna. Lo que quiero mostrarte es que a veces necesitamos más acompañamiento hacia nosotros mismos en lugar de tanto machaque. Porque la solución cuando aparece el síntoma no es distraerse con algo que te mantenga entretenido y te haga olvidar lo que está pasando. Si ese bebé necesita que le cambies el pañal, la piruleta podrá calmarlo unos minutos, pero después volverá a llorar hasta que se lo cambies.

Y es que, por alguna extraña razón, crecemos en un mundo donde atender las necesidades de los demás se nos da genial, incluso las priorizamos por encima de las nuestras. Pero cuando llega la hora de la verdad, cuando el cuerpo nos pide ayuda, o bien no le hacemos ni caso, o bien nos cabreamos con él por no funcionar como debería.

Ahora dime: ¿Qué cambiaría en tu vida si cada vez que aparece ese síntoma te tratases de la forma en la que tratarías a ese bebé desconsolado? ¿Qué sería diferente?

Piensa bien tu respuesta: ¿Atenderías a ese bebé de inmediato y con todo tu cariño o harías ver como si no existiera? Me atrevo a decir que te decantarías por la primera opción. Y, aunque no lo creas, es allí donde radica la clave para salir de una vez de la rueda del hámster. Sí, lo que lees: si en lugar de dejar que el estrés te invada cuando aparece el síntoma, lo acompañas y tratas de comprenderlo, te cargarás el bucle de golpe, porque, si actúas con compasión hacia ti mismo, sentirás calma en lugar de ansiedad.

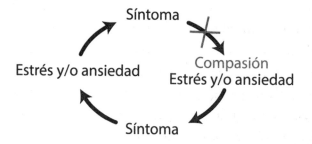

Incluso aunque la ansiedad o el estrés aparezcan como respuesta biológica de tu cerebro, acompañar este proceso desde la compasión y el cariño te ayudará a compensar los niveles de cortisol, aumentando así la concentración de nuestra amiga la serotonina.

Salir de la rueda del hámster no solo reducirá esa sensación de estar agotado todo el tiempo y con la sensación de estar en una lucha constante contra ti mismo. También te permitirá parar, respirar, tomarte las cosas de otro modo, empezar a llenar tu cabeza con otro tipo de pensamientos, dejar que las personas de tu entorno te acompañen y, lo más importante, te permitirá escuchar y atender tus necesidades en el momento en que lo necesites, sin importar nada más.

Como te decía, practicar la autocompasión no solo te ayudará a salir de la rueda del hámster, también transformará significativamente la relación que tienes contigo, con tu cuerpo y con tus emociones. Porque es momento de tratarte bien, de priorizarte cuando lo necesites, de abrazarte, incluso de arroparte en los malos momentos.

Cuando te tratas a ti mismo como tratarías a un bebé indefenso, estás aceptando tu vulnerabilidad, estás dejando de luchar contra ella y comprendes que también forma parte de ti, como lo hace de cualquier otra persona. La vulnerabilidad no nos debilita, nos fortalece en nuestra relación con nosotros mismos. Lo que nos debilita es justamente lo contrario: rechazarla constantemente.

Cuando un síntoma aparece biológicamente, nos sentimos vulnerables, es algo natural, pues nuestras capacidades, nuestro rendimiento y nuestro cuerpo no están al cien por cien. Y es normal también que una parte de nosotros trate de rechazar esa vulnerabilidad como forma de protegernos y ayudarnos a sobrevivir.

«Hay que ser fuerte», solemos escuchar y decir.

Esto es cierto hasta cierto punto, pero también es importante que nos permitamos sentirnos vulnerables cuando lo somos porque entonces, en el momento en el que ese síntoma aparezca, podremos atenderlo como merece en lugar de rechazarlo.

Para que puedas empezar a trabajar en esta dirección te propongo dos tareas para esta semana:

- La primera de ellas es atender tus síntomas de la misma forma en la que atenderías el llanto de un bebé. Por supuesto, la mayoría de las veces no tendrás ni pajolera idea de lo que tu cuerpo necesita, pero recuerda que con el bebé muchas veces tampoco lo sabes. Puedes ir probando varias cosas y arropando ese llanto para ver si va calmándose o no. La experiencia te irá dando pistas para que cada vez puedas escucharte y arroparte de una forma más efectiva.

¿Lo más importante? Háblale a tu cuerpo y a tus síntomas de la misma forma en la que le hablarías a ese bebé.

- La segunda de ellas es que dejes a un lado las distracciones. Como te decía antes, tratar de entretener a ese bebé con algún que otro estímulo temporal solo añadirá más ruido y caos a la ecuación. Y es importante que el foco principal en la gestión emocional del síntoma esté centrado en arropar y tratar de cubrir la necesidad de tu cuerpo, en la medida de lo posible.

Sé perfectamente lo tentador que resulta hacer oídos sordos para desconectar y no pensar en los síntomas; a veces, incluso es una buena técnica para despejar la mente. Pero es importante que esto no se vuelva la constante, que no trates de buscar una distracción para no pensar demasiado en el síntoma cuando aparece. Recuerda que distraerse es una forma de resistirse a sentir la vulnerabilidad, así que pon tu intención en atender ese llanto.

Estoy segura de que estas dos tareas marcarán un punto de inflexión muy importante en tu proceso. Te aseguro que salir de la rueda del hámster es una de las mejores cosas que he hecho en mi vida, así que estoy deseando que salgas tú también.

Ahora bien, sé que podemos profundizar mucho más en ese bucle de síntomas que generan ansiedad, y ansiedad que genera síntomas. Por ello te he preparado un taller gratuito en vídeo donde vamos a ir un paso más allá y trabajarlo a nivel inconsciente. Escanea este código QR y tómate unos minutos para ir un paso más allá en la gestión de ese bucle físico y emocional.

La historia de cómo un estómago se convirtió en cerebro

Llega un día en el que amaneces y te das cuenta de que tu vida ya no es la que era. Ya no eres la misma persona, tus pensamientos no son los mismos, ni tus sensaciones, ni el estado de salud física y mental lo son. Algo ha cambiado y, aunque no entiendas muy bien el qué, puedes sentirlo.

Siempre recordaré una de mis sesiones de hipnoterapia, allá por febrero de 2021. Estaba haciendo uno de mis protocolos favoritos, donde llevo a la persona a viajar a través de su cabeza para visualizar todo el contenido que la conforma. En ese momento, la persona a la que estaba atendiendo comenzó:

—Fani, no veo a mi cerebro, es muy raro, pero no lo encuentro —me dijo con cara de asombro.

—¿Qué ves entonces? —pregunté, curiosa.

—Es otro órgano, como si dentro del cráneo estuviese otra parte de mí.

—¿De qué órgano se trata? —me adelanté.

—Seguro que no tiene ningún sentido lo que te voy a decir, pero es que veo a mi estómago en mi cabeza.

En ese momento, que ya tantas veces había presenciado con otros pacientes, una carcajada interna me invadió. Desde fuera puede parecer una locura total con todas sus letras, pero cuando llegues a entender por qué cuando sufres de problemas digestivos uno de esos órganos afectados se muda a tu cabeza, algo en ti cambiará.

La forma en la que entiendes tu salud física y emocional se transformará por completo y, aunque no me creas, algo que no podrás negarme es que tu vida ya no será la que era. Ese tú del pasado podría ser perfectamente un desconocido que nada tiene que ver con tu yo del presente, puede que incluso ni te reconocieras si llegaras a compararlos.

Te avanzo que en este capítulo vamos a jugar: este no va a ser uno como otro cualquiera donde tú lees lo que he escrito, lo aprendes y luego decides si aplicarlo o no. Aquí, desde el minuto uno nos centraremos en la práctica. No te preocupes por si lo haces bien o mal, no hay una forma correcta de hacerlo; la forma en la que lo hagas será perfecta para ti, solo permítete que salga lo que tenga que salir. ¡Empecemos!

Arriba, verás dos recuadros vacíos con un nombre en cada uno. El de la izquierda representa a tu yo del pasado, ese que no tenía problemas digestivos —o no en el punto en el que te encuentras ahora—, ni tampoco una mala relación con la comida. Y el recuadro de la derecha representa a tu yo del presente, ese que no se reconoce, que sufre de un montón de síntomas y cuya vida se centra en este monotema.

Es momento de sacar tu lado más artístico. No te preocupes si no es tu fuerte, no se trata de crear una gran obra de arte, solo de plasmar de forma sencilla algo que represente cada una de esas etapas de tu vida. Coge un lápiz o un bolígrafo y, antes de ponerte a dibujar, imagina varios símbolos que representen todo aquello que tenías en tu cabeza cuando eras ese yo del pasado. A continuación, busca otros símbolos que representen todo lo que forma parte de tu cabeza para tu yo del presente. Cuando los tengas claros, simplemente dibújalos en el recuadro que les corresponda.

¿A qué me refiero con «todo lo que forma parte de tu cabeza»? Pues a todos esos pensamientos, planes, vida social, salud, comida, viajes, trabajo, estudios, sensaciones y emociones en tu cabeza que había cuando todo estaba bien, como si tu cabeza fuese un baúl que guardara todo lo que pasaba por ella en ese instante o etapa de tu vida. Y a todos los que forman parte de tu cabeza ahora, cuando el malestar digestivo protagoniza gran parte de tu vida.

¿Vamos a ello?

Recuerda, no necesitas saber dibujar ni hacer unos trazos muy complicados, solo algunas figuras sencillas que representen esos símbolos que tienes en tu cabeza, no los juzgues, solo hazlo.

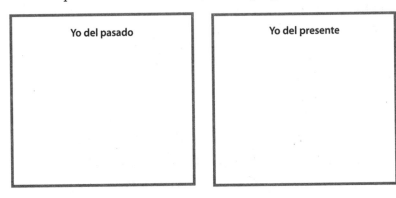

¿Lo tienes? ¡Estupendo!

Si decides seguir leyendo sin haber dibujado en los recuadros, debes saber que vas a desperdiciar el poder que tiene este ejercicio para ayudarte a recuperar tu salud digestiva y emocional. Así que no hagas trampas, vuelve a esos espacios en blanco y dibuja lo que tengas que dibujar y después continúa. Tú decides si aprovecharlo o no.

Una vez tengas tus símbolos dibujados en cada recuadro, puedes observar las diferencias claras que hay entre una cabeza y la otra. Todas esas cosas que han ido cambiando con el paso del tiempo y con todas las experiencias que has ido sumando a medida que tu salud digestiva se iba deteriorando.

Puede que incluso te invada cierta sensación de tristeza al ver todo aquello que has ido perdiendo por el camino y cómo, casi sin darte cuenta, tu calidad de vida ha ido mermando cada vez más: quizás aislándote, dejando de viajar o evitando planes que antes disfrutabas. Quizás odiando o temiendo comer, o con la sensación de que ahora el centro de tu vida gira en torno a los síntomas, las pruebas, los tratamientos y el sufrimiento.

Al ver los símbolos que has dibujado, no es extraño que sientas algo de ansiedad o angustia. Es natural, de algún modo acabas de plasmar sobre el papel algo que te preocupa mucho. Además, en este ejercicio no hay un tercer recuadro que represente un futuro diferente, y tal vez una parte de ti crea, o puede llegar a creer, que esto es lo que te tocará vivir para siempre.

No te desesperes, este ejercicio te servirá justamente para cambiar esto. Lo que acabas de hacer es establecer un punto de partida con una buena toma de conciencia que, como verás en las próximas líneas, va a ser muy útil para ti. Lo prometo.

Cuando pregunto en consulta: ¿qué órgano está ahora en tu cabeza? Y las respuestas son «un estómago» o «un intestino», es justo a este dibujo a lo que tu mente se refiere.

Porque hay un día en el que uno de estos órganos digestivos decide que no tiene el suficiente control sobre tu vida estando donde está, creyendo además que el cerebro no está haciendo del todo bien su trabajo. Así que toma la iniciativa y se traslada a tu cabeza, se acomoda dentro del cráneo y le da unas buenas vacaciones sin fecha de regreso al cerebro.

Ya de por sí las mudanzas nunca me gustaron, pero he de reconocer que no conocía las consecuencias reales que tendría este peculiar traslado hasta que lo viví en mis propias carnes. El día en el que mi estómago y mis intestinos se nombraron directores de orquesta, mi vida empezó a centrarse solamente en la digestión, la digestión y, ah, también en la digestión.

7.30 a.m.

Acabo de levantarme, no he dormido bien. *«Verás hoy mi digestión».*

8.00 a.m.

Desayuno y acabo hinchada como un globo y con la sensación de que en cualquier momento tendré una urgencia para ir al baño. *«Empieza bien el día»*.

8.05 a.m.

Trato de ponerme mis vaqueros de siempre, pero estoy tan hinchada y me aprietan tanto que termino poniéndome unos leggins cómodos y una blusa holgada, me miro en el espejo y pienso: *«Cómo echo de menos sentirme bien con la ropa»*.

8.15 a.m.

Tengo que salir ya de casa o no llego al trabajo, aunque necesitaría más tiempo para ir al baño y mal digerir lo poco que he desayunado.

8.30 a.m.

Atasco de camino al trabajo, voy a llegar justa o tarde y mis tripas empiezan a rugir. Empiezo a sentir los escalofríos, me pongo pálida y me atraviesa un pinchazo en la tripa. Estoy en medio de la autovía y pienso: *«Hoy no voy a llegar al baño»*.

9.00 a.m.

Llego al trabajo sofocada, voy al baño antes de empezar y cuando termino empiezo a ser consciente de todo el trabajo que tengo por delante ese día. Es, definitivamente, demasiado, así que empiezo a sentir estrés y ansiedad, pues pienso que, si quiero llegar a todo, no puedo equivocarme, todo tiene que salir perfecto y a la primera.

«¿En qué momento han aparecido las náuseas y el reflujo? Ni me he dado cuenta».

[Varias horas más tarde...]

20.30 p.m.

Llego a casa y estoy agotada, no puedo con mi alma, tengo reflujo, dolor de tripa, inflamación, un sinfín de gases y acidez, se supone que ahora tendría que cenar, pero ni ganas tengo... *«No puedo más, esto no es vida»*.

22.30 p.m.

Me voy a la cama y, aunque me encuentro fatal, una parte de mí agradece poder estar ya en mi lugar seguro, tranquila, y tener unas horas por delante para descansar, aunque mañana me espere otro día igual.

Esta fue mi vida durante unos seis años aproximadamente, una vida en la que las veinticuatro horas que conformaban el día estaban cien por cien centradas en mis digestiones o, más bien, en mis malas digestiones. Daba igual si había tráfico o no, yo solo pensaba en mis tripas; daba igual si en el trabajo había mucho estrés o no, mi reflujo y las náuseas hacían acto de presencia constante; daba igual que llegase agotada a casa, por la noche estaba tan mal que no conseguía descansar profundamente. Mis órganos digestivos habían tomado el control de mi cabeza y aquella ya no era mi vida.

En el momento en el que me di cuenta de esto, entendí que mi cerebro ya no estaba en su sitio. ¿Dónde estaba esa Fani a la que le encantaba madrugar para dar un paseo por las mañanas antes de trabajar? ¿Dónde había ido esa Fani que disfrutaba de ese momento a solas en el coche con sus canciones favoritas mientras cantaba? ¿Qué había sido de esa Fani que iba a trabajar cada día tratando de dar lo mejor de sí misma, pero sin exigencias destructivas ni ansiedad? ¿Y esa Fani que llegaba a las 20:30 p.m. a casa y decidía si meditar un ratito, practicar yoga o quedaba con sus amigos para tomarse algo, dónde había ido a parar? ¿Dónde se había metido?

Mis momentos de autocuidado se habían convertido en ratitos para leer libros sobre nutrición, microbiota, desarrollo personal... Ojo, que no tengo nada en contra de estos libros, ni mucho menos, ¡faltaría más, siendo yo misma la autora de uno de ellos! Pero lo que a mí me encantaba era leer libros sobre historia, por ejemplo, o al menos que los temas fueran un poco más variados. En ese momento de mi vida, en vez de escuchar un pódcast de esos que me hacían reír de camino al trabajo, me ponía uno sobre el eje intestino-cerebro. O, en lugar de mi práctica de yoga, empecé a hacer posturas con el único objetivo de estimular el nervio vago, cuando lo que más me gustaba del yoga era la sensación de conexión conmigo y con mi cuerpo, una sensación que se volvió secundaria cuando el foco estaba puesto en las digestiones.

En definitiva, mi vida se había vuelto un monotema sobre digestiones y emociones; y todos esos pequeños detalles no hacían más que alargar la situación y prolongar un estado de desesperación y frustración muy grande.

Entre tanta información disponible, tantos miedos y dolor, llega un día en el que te olvidas de quién eras, de las cosas que te gustaba hacer, de las cosas que disfrutabas, de aquellas que te hacían reír, esas cosas que te representaban a ti y solo a ti.

Y no me vale que me digas que ahora no puedes salir a cenar fuera porque lo pasas mal con los síntomas. Ve al meollo de la cuestión y empieza por explorar esas cosas pequeñas, esas que casi de forma automática han ido cambiando y con las que poco a poco te has ido perdiendo; esas cosas que te conectaban contigo, con lo que eres y con lo que te gusta.

Fíjate en las cuentas que sigues ahora en redes, por ejemplo. Estoy segura de que más de la mitad tienen que ver con este tema. Sin embargo, tu yo de antes seguramente seguía otras cuentas que quizás tengas más olvidadas, cuentas sobre temas que antes te interesaban, disfrutabas y te nutrían, pero para los que ya no te queda tiempo ni energía.

Es solo un hilo por el que puedes empezar a tirar, pero hay muchas otras formas. Trata de ir poco a poco recuperando la vida que tenías antes o, mejor aún, trata de mejorar y evolucionar la vida que tenías antes, desde que te levantas, hasta que te acuestas.

Y, por supuesto, hazlo de forma que quede constancia, como si le enviaras una carta a tu cerebro avisándole de que sus vacaciones indefinidas están llegando a su fin, y que, sintiéndolo mucho, tiene que volver a ocupar su lugar en tu cabeza y tomar las riendas. Que tu estómago lleva ya mucho tiempo ahí y que de lo que tiene que encargarse es de digerir, y tu intestino de asimilar nutrientes o excretarlos. Vaya, que ya es hora de que cada uno se encargue de lo que realmente le corresponde, de aquello para lo que ha sido diseñado por naturaleza.

Entendido, pero ¿eso cómo se hace?

Saca de nuevo tu parte creativa. Aquí tienes, ya no solo un recuadro, sino un espacio abierto en blanco para que imagines tu futuro, un futuro que no tiene límites, ni líneas ni barreras que lo definan. En este espacio vas a representar todas esas cosas que a partir de hoy estarán en tu cabeza, esas que disfrutas, esas que te gustan, dejando espacio también para todas aquellas que te quedan aún por descubrir. Dale rienda suelta a tu imaginación, porque debajo de estas líneas quedará plasmado tu yo del futuro en el interior de tu cabeza.

Tómate el tiempo que necesites.

No te preocupes si ahora mismo solo se te ocurren dos o tres cosas, a veces es necesario ser consciente primero de las cosas que hemos ido perdiendo en el día a día reemplazadas por temas de indigestos. Mi propuesta es sencilla: revive un día desde que te levantas hasta que te acuestas en modo observador, dándote cuenta de todas esas cosas que antes eran distintas y ve anotándolas en una lista. Después, simplemente, ponte a dibujar aquí. Te dejo un espacio para que puedas hacerlo:

Antes de terminar este capítulo, quiero compartirte un pedacito de mi proceso. Aquí abajo, puedes ver el interior del cerebro que dibujé hace unos años y que me ha acompañado hasta hoy. Lo guardo con muchísimo cariño y cada poco tiempo lo voy revisando, modificando y va evolucionando conmigo, pues es un ejercicio que en su momento me ayudó a acercarme un poquito más a esa persona que tanto echaba de menos. En él quise representar todas esas cosas que antes siempre hacía y que por los síntomas dejé de hacer. A través del castillo quise representar mi amor por la historia, recuperando esos documentales, películas, libros y ratitos para satisfacer mi curiosidad. Con la hoja quise representar el contacto con la naturaleza, pues, aunque en esa etapa me daba algún que otro paseo, ya no hacía tantas rutas de senderismo, ni me escapaba a la montaña como antes. Con el pincel quise retomar la calma que me aportan las acuarelas, algo que también había dejado de lado diciéndome que no tenía tiempo o que tenía demasiada ansiedad para dedicarme a ello. El avión de papel representa una parte de mí que se decidió a conectar de nuevo con mi espíritu viajero, ese que había escondido tras un sinfín de miedos. Tampoco podían faltar la música, el yoga y la vida social, cosas que, aunque siempre estuvieron ahí, habían cambiado mucho en los últimos años. Cosas que me permití experimentar desde otro lugar, con otros planes y de otras formas hasta recuperar mi propio equilibrio.

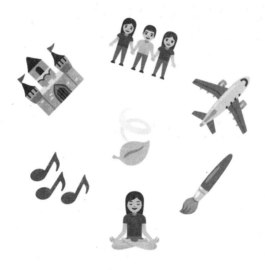

Representar mi vida social ahí no significaba que a partir del día siguiente fuera a retomarla tal y como la había dejado, pero me ayudó a ponerme en marcha para empezar a buscar nuevas maneras de relacionarme con el entorno más allá de la comida. Entendí que la vida social me aportaba muchas cosas buenas, al mismo tiempo que promovía mi salud física y mental. El cine, los juegos de mesa o las partidas de billar fueron algunos ejemplos de nuevas formas de socializar y, poco a poco y sumando todos los ingredientes de la receta, de forma flexible y adaptada a mi necesidad, empecé a remontar y a conectar conmigo misma.

Un camino intenso, pero lleno de satisfacción y plenitud.

¿Cuándo empiezas a construir el tuyo?

3. La importancia del contexto: ¿Soy un bicho raro?

La epidemia de la inflamación

En mi primer viaje a la India, tras pasar por la caótica Delhi y adentrarme en poblaciones más pequeñas, además de dejarme invadir por sus olores intensos, su ruido y su movimiento constante, algo me sorprendió muchísimo: el ritmo y los tempos con los que vivía la gente allí. Todo era tan lento, iba tan despacio y había tantos momentos de pausas... que me chocó mucho de primeras, incluso llegó a estresarme durante los primeros días.

Me di cuenta de que ellos vivían la vida de una forma en la que nosotros no lo hacíamos, como si tuviesen un botón de pausa que detuviera el tiempo. Por extraño que pueda sonar, sentí que era la primera vez en mi vida que el mundo se detenía, que dejaba de estar inmersa en una vida con la velocidad aumentada a x1.5 para llegar a todo, que por fin podía detenerme y observar a mi alrededor qué sucedía desde mi quietud.

No te imaginas cuántas veces había leído titulares, artículos y noticias que hablaban de la vida frenética que llevamos en Occidente, pero no fue hasta hacer ese viaje cuando comprendí a qué se referían esas dos palabras: «Ritmo frenético». Un ritmo que hemos llegado a normalizar en nuestro día a día hasta el punto de no ver la forma de cambiarlo. Al fin y al cabo, todo funciona así en la actualidad, ¿no? La solución, por supuesto, podría ser irnos todos a vivir a esas pequeñas poblaciones de la India, pero dudo que ni así pudiésemos cambiarlo.

¿Por qué digo esto? Pues porque muchas veces ignoramos o minimizamos el estrés que sentimos. Cuando por fin tenemos un diagnóstico y disponemos de un tratamiento que incluye alimentación, medicación, regulación del sueño y reducción del estrés, el resultado es casi siempre el mismo. Nos centramos en cambiar nuestra alimentación, comer de forma más saludable, dejar a un lado ciertos alimentos e introducir otros más saludables priorizando incluso aquellos eco y bio. Nos comprometemos también a tomarnos la medicación a rajatabla, sea química o herbácea, con sus dosis y pautas programadas. Como vamos de estrés hasta arriba, no dormimos bien, pero nos ayudamos de alguna cápsula de melatonina, otras pastillas o bien tratamos de practicar alguna meditación para dormir. Todo correcto, pero, cuando llegamos a ese cuarto punto, a esa cuarta pata de la silla que realmente construye el enfoque integrativo, nos repetimos: «Bueno, es que tampoco tengo tanto estrés» o bien «Bueno, es que hoy en día todo el mundo tiene estrés, vivir sin estrés es imposible».

Y es entonces cuando, a pesar de estar aplicando todo lo necesario para recuperarte con la alimentación, la medicación y el descanso, sigues estando mal. Puede haber una mejoría o también una recaída, pero tenemos tan normalizado el estrés que solo pensamos que nada nos funciona.

«Nada funciona, lo he probado todo, pero aun así no recupero mi salud, no sé qué más hacer, siento impotencia, frustración, me enfado conmigo, con el mundo, con los demás, con la vida... ¿Por qué a mí?».

Pues porque te estás olvidando de una de las patas más importantes. Siento advertirte que lo que te diré a continuación no es fácil de digerir, puede incluso que te moleste, pero si no cambias el ritmo de vida que llevas, si no sales de ese círculo frenético que te hace daño, ya puedes hacer las tandas de antibiótico que quieras, comer lo más saludable posible e incluso dormir como un bebé, que tu salud digestiva seguirá fallando.

Este estrés cronificado en el tiempo te inflama, por eso la inflamación crónica es el enemigo silencioso del siglo veintiuno, porque está ahí detrás, sin que nadie le preste demasiada atención. Pero, a pesar de empeñarnos en mirar hacia otro lado, sigue perjudicándonos. Cuidado, no solo el estrés es el causante de esta inflamación, también el abuso de medicamentos, la constante ingesta de procesados, el sedentarismo, las pantallas... son otros de los muchos motivos que alimentan esta epidemia inflamatoria.

Algo que debes tener en cuenta es que, en la mayoría de los casos, es el mismo estrés el que hace que el cuerpo te pida más comida basura por la propia ansiedad. También es el estrés el que hace que vayas como pollo sin cabeza por la vida y que, cuando no tienes tiempo para comer, termines comprándote cualquier producto procesado para salir del paso. O el que en muchas ocasiones te impide dormir y, como consecuencia, hace que te mediques. O el que te genera dolores de cabeza, en el pecho, musculares... lo que hace que vuelvas a medicarte. Claro que estas situaciones también pueden deberse a otros factores que dependerán del contexto de cada persona, pero el estrés es uno de los principales causantes de todos ellos. ¿No crees que es hora de dejar de ignorarlo?

En este capítulo, quiero que entiendas de qué forma te estás viendo inmerso en esta epidemia de inflamación crónica para que empieces a hacer cambios desde ya. Y te aviso de algo importante: no necesitas ir a vivirte a una montaña cual ermitaño, ni salirte del sistema y romper con tu vida actual, aunque también podría ser una opción si así lo prefieres y puedes permitírtelo. Pero si esto no entra en tus planes, no te preocupes, en las próximas líneas te contaré por dónde puedes empezar a aliviar tu estrés.

Como te contaba al inicio del capítulo, había escuchado cientos de veces a lo largo de mi vida las palabras «ritmo frenético», pero no fue hasta que hice ese viaje a la India que entendí lo que significaban para mí. Más allá de mi percepción, podemos afirmar que ritmo, que proviene del latín *rhythmus*, que a su vez deriva del griego *rhythmos*, se refiere a la regularidad con secuencia que se da en cualquier actividad o proceso, una constante que se repite una y otra vez.

Por otro lado, frenético proviene del latín *phreneticus*, que a su vez deriva del griego *phrenetikos*, y hace referencia a un estado mental o condición caracterizado por tres conceptos que seguramente te suenen: excitación, agitación y descontrol.

En definitiva, podemos decir que la expresión «ritmo frenético» se refiere a ese ritmo acelerado y enérgico asociado a situaciones agitadas, caóticas o intensas en las que todo sucede rápidamente y sin pausa.

¿Puede haber una definición más exacta y certera de tu día a día?

Seguramente no. Y la cuestión aquí no es tanto esa constancia, sino la velocidad en la que nos movemos por la vida. Y aquí viene la pregunta inevitable: ¿Por qué corremos tanto?

«Es que llego tarde al trabajo», «es que no me da tiempo a aparcar», «es que pierdo el metro», «es que no llego a todo», «es que los niños llegan tarde al colegio», «es que no me da tiempo a acabar el trabajo que tengo por delante», «es que no me da tiempo de ir a hacer la compra», es que, es que, es que... En serio, ¿por qué corremos tanto?

Te invito a que seriamente reflexiones sobre por qué vas por la vida con un reloj interno tan macabro, que constantemente suena tictac, no llegas, tictac, no llegas. Entiendo que ser puntual y cumplir con tus responsabilidades es importante, pero no será que... ¿Tratamos constantemente de cumplir tareas que ocuparían 48 h en 24 h?

Constantemente tratamos de ser productivos a costa de todo, incluso de nuestra propia salud. Ser productivos para recibir la aprobación de los demás, para que no nos despidan, para que nos quieran, para sentirnos realizados, para no sentirnos culpables; en definitiva, ser productivos para sentirnos bien, porque parece que no hay otra opción... ¿no?

Entiendo que vivimos en un mundo y una sociedad en la que hay múltiples demandas y responsabilidades a nuestro alrededor, pero, en muchas ocasiones, esa necesidad de ser productivos a toda costa nos carga de una autoexigencia enfermiza.

Desde niños, fomentan en nosotros la idea de que la productividad es un rasgo positivo, como la cultura del trabajo duro y la realización personal a través de logros y de resultados. Estoy segura de que alguna vez en el colegio sacaste una nota más baja de la que realmente merecías simplemente porque el día del examen estabas más nervioso o tenías un mal día. Aun así, tu valía y tu éxito venían marcados por esa nota, fuera la que fuera y representase lo que sabías o no, el resultado era lo que determinaba todo.

Entiéndeme, con esto no quiero decir que a partir de ahora llegues tarde todos los días al trabajo, pero sí que, si por cualquier circunstancia hoy llegas tarde, no pasa nada, eso no te define como persona, ni te hace menos válido. Solo has llegado tarde, quizás porque había tráfico, o porque te has quedado dormido. Eso no importa, y da igual que el factor que te hizo llegar tarde fuese responsabilidad tuya o no; a lo que me refiero es que no pasa nada, es un día, no te machaques, no te frustres, has hecho lo que podías con lo que tenías y eso está bien.

Y es que uno de los grandes problemas con los que me encuentro en mi día a día en consulta —prácticamente el más común, además— es el estrés cronificado que, a su vez, genera una inflamación crónica. Y todo por esta necesidad de ser productivos a toda costa, una necesidad que suele esconder un miedo mucho más grande: el miedo al fracaso.

Porque, si hemos sido entrenados para ser exitosos, para trabajar duro, esforzarnos y conseguir los resultados que nos propongamos, el día que nos tiramos en el sofá y paramos ese reloj interno... es natural que nos sintamos fatal.

O puede que tirarte en el sofá no te haga sentir fatal, pero sí que lo hace dedicarte tiempo a ti, priorizarte, tener un momento de autocuidado sin que nadie te interrumpa, sin pantallas o delegando en otras personas algunas de «tus responsabilidades». Es ahí donde aparece la culpa, la ansiedad, el estrés y de nuevo caemos en la tan de moda epidemia de la inflamación. ¿Lo ves?

Las veinticuatro horas que conforman el día aquí son las mismas veinticuatro horas que tienen en un pueblo remoto de la India. El reloj funciona para todos igual, la velocidad de las agujas también y no se van a mover más rápido o más lento porque a ti te venga mejor. El problema es solo nuestro, es vivir día a día con ese reloj acelerado, con una percepción del tiempo que está lejos de la realidad neutra.

Es aquí donde se abren dos equipos, dos personalidades que se dividen de forma muy opuesta con su percepción del tiempo.

Por un lado, están aquellas personas que sienten que el tiempo va muy rápido, que los minutos pasan a la velocidad de un rayo, y que no les da tiempo a nada. Esas que necesitarían que el día tuviese más horas para poder cumplir con todo. Una gran mentira, pues, aunque el día tuviese más horas, no llegarían a todo igualmente. Para estas personas, su vida siempre va a contrarreloj, y como consecuencia viven constantemente estresados con ese reloj interno acelerado. Van siempre con la lengua fuera, cargados de estrés; un estrés que, cronificado en el tiempo, las inflama.

Por otro lado, están aquellas personas para las que el tiempo va demasiado lento: el tiempo no pasa, aún falta mucho para ese momento que tanto esperan, les parece que no pasan las horas o días que faltan para... lo que sea. Esto las convierte en aceleradoras del tiempo, como si tuviesen el poder de hacer que todo fuera más rápido. Pero cuando se dan cuenta de que no lo consiguen —¡sorpresa!— se llenan de frustración, angustia y, como consecuencia, ansiedad inflamatoria.

He de reconocer que yo me he visto más de una vez formando parte de estos dos equipos, pero hubo un momento en ese viaje a la India en el que mi mente hizo clic. Un clic que te invito a hacer hoy mismo para poder salir de ese ritmo frenético que te inflama. Se trata de una nueva forma de jugar con el tiempo que me ayudó muchísimo en su momento para cambiar la manera en la que vivía la vida, a reducir el estrés y, como consecuencia, a recuperar mi salud digestiva. Vamos ya mismo con este clic antiinflamatorio (esto yo sí que me daría prisa en saberlo).

Estábamos en el segundo día de viaje y habíamos alquilado un tuc-tuc, uno de esos pequeños vehículos de tres ruedas muy típico en estos países. El plan era visitar un templo que estaba algo apartado, y quedamos con el conductor a las nueve de la mañana en la puerta de nuestro hostal.

9.05 a.m.

Nadie aparece y el tiempo sigue avanzando.

9.10 a.m.

Nada. Llamamos por teléfono, pero nadie responde, así que seguimos esperando. Las 9.20 h y aquí nadie llega. Empezamos a plantearnos llamar a otro tuc-tuc, pero decidimos esperar un poco más.

9.30 a.m.

Decido levantarme para preguntar en la recepción, y es ahí donde escucho:

—Justo a tiempo —dice el recepcionista.

Dirijo mi mirada hacia la puerta y ahí estaba nuestro tuc-tuc, y le digo en tono irónico al recepcionista:

—Bueno… justo treinta minutos tarde de tiempo.

—O, quizás, solo treinta minutos de tiempo —me respondió.

En ese momento, mi cabeza cortocircuitó. ¿Cómo podía ser que para mí esos treinta minutos hubiesen sido interminables, y para él hubiesen sido simplemente treinta minutos como si le sobrase el tiempo? No entendía nada, pero al mismo tiempo lo entendí todo.

Treinta minutos eran treinta minutos, ni más ni menos. A mí se me hicieron eternos; sin embargo, para él pasaron rápidamente. La percepción que cada uno teníamos del tiempo nos ponía en posiciones muy diferentes a nivel de estrés.

A mí me estresó cada minuto de esos treinta mientras esperaba sentada en la recepción, mientras que para ese hombre que no miraba el reloj constantemente, pasaron con toda la calma del mundo.

La diferencia estaba clara: yo utilicé el reloj en mi contra y él lo usó a su favor. El reloj se movía igual para ambos, a la misma velocidad, pero el recepcionista, en vez de estar mirándolo constantemente para ver si algo cambiaba, se centró en estar presente haciendo lo que hacía, dejando que el reloj solamente fuese un objeto más en la pared.

A él no le importaba el tiempo, solo su tiempo, su aquí y ahora.

Con esta anécdota no aprendí a no mirar el reloj constantemente —aunque un poco también—, lo que realmente aprendí fue a observar mucho más mi reloj interno, la forma y la velocidad en la que yo me movía con mis agujas. El reloj es un compás que va marcando cómo avanza la vida, pero solo yo podía dirigir la mía. El reloj tenía menos poder sobre mí del que yo me pensaba; sin embargo, no escuchar mi reloj interno me hacía estar constantemente observándolo a él, fuera, mientras me sentía impotente.

Ha habido muchos momentos en mi vida en los que me habría gustado que el tiempo fuese más despacio para poder cumplir con todo lo que tenía que hacer, también momentos en los que el tiempo no parecía avanzar, pero en todos ellos me estaba olvidando del ritmo que yo llevaba por dentro, ese que me estaba inflamando.

Así que te propongo que observes por un instante el reloj que tengas más cerca ahora mismo (si puede ser de agujas, o uno donde puedas ver avanzar el segundero, mejor). Cada uno de esos segundos son los segundos del reloj y al mirar cómo avanzan puedes sentir que van muy rápido o muy lento, dependiendo de la percepción que tú tengas del tiempo.

Cuando observas con atención la velocidad de ese reloj, inmediatamente puedes sentir la velocidad de tu reloj interno.

Si sientes que esos segundos avanzan muy rápido, significa que tu reloj interno necesita ir más despacio, así que escúchalo y trata de respetar tus tempos. En cambio, si esos segundos que ves pasar van muy despacio para ti, siente cómo tu reloj interno está acelerado, tratando de ir más rápido que la vida misma. Si ese ritmo no te genera estrés, adelante: es tu ritmo.

Parar y escuchar mi propio ritmo me hizo salir del ritmo frenético para entrar en el «ritmo Fani», como yo lo llamo. Un ritmo que solo yo puedo marcar y que a veces se puede adaptar ligeramente al ritmo de fuera, pero a mi manera, con mi reloj y mis tempos. Cada uno de nosotros tenemos un ritmo propio, del que nos hemos ido desconectando hasta llegar hasta aquí, a esta epidemia de inflamación. Así que recupera tu ritmo, para, escucha tu reloj y utilízalo como antiinflamatorio en tu vida.

Cómo las malas digestiones afectan tu vida social y te aíslan

Antes de que llegasen a mi vida los problemas digestivos, he de reconocer que no le daba nada de importancia al momento de comer y alimentarme. En mi infancia pasé por varias épocas con la comida, a veces comía de todo y en otras era malísima para comer. Mi madre siempre decía que al menos me iba turnando con mi hermana y, cuando una lo llevaba mal, la otra pasaba por una buena racha.

La comida era algo que siempre estuvo ahí, pero nunca pensé seriamente en ella hasta que aparecieron los síntomas. Cuando empezaron las primeras inflamaciones, urgencias al baño y los primeros síntomas de reflujo, lo que automáticamente me venía a la cabeza era: *«Me habrá sentado algo mal»*.

¡Qué inocente era esa frase! En ese momento, no me podía ni imaginar todo el periplo de pruebas, tratamientos, diagnósticos y cambios por los que iba a pasar. Fue a partir de esos primeros síntomas cuando mi relación con la comida empezó a cambiar y empecé a ser consciente de que la comida en sí era el centro de muchas cosas, entre ellas, el de mi vida social y la de muchas personas.

Párate a pensar por un instante en los planes que haces —o hacías generalmente— para socializar. En mi caso, quedaba con la familia para comer los domingos, o en navidades para cenar. Cuando quedaba con amigos y amigas salíamos a tomar algo, a desayunar fuera, a comer, a cenar, o incluso a merendar, pero prácticamente nunca hacíamos planes donde la comida no estuviese de por medio.

Así que, casi sin darme cuenta, cuando empecé mi andadura con todo el cúmulo de síntomas digestivos y con la lista interminable de alimentos prohibidos y dietas restrictivas, mis salidas sociales empezaron también a verse tremendamente afectadas.

Aun así, tratas de seguir avanzando, sigues saliendo a cenar, a comer con tu familia... avisando con antelación de que no puedes comer esto o lo otro, o revisando la carta del restaurante antes de ir para verificar que pueden prepararte algo adaptado a tus necesidades. Entonces te das cuenta de que esa vida social que antes era espontánea y divertida se vuelve una compleja y tortuosa yincana en la que tienes que evitar síntomas, alimentos prohibidos y, por si eso no fuera ya suficiente, también comentarios desafortunados.

No es agradable que cada vez que salgas a cenar fuera tengas que hacer una revisión de la carta, ver qué puedes comer, llamar para saber si pueden prepararte este plato sin ese ingrediente o algo fuera de carta, recibir muchos noes, cansarte, ir igualmente, comerte ese plato que has pedido sin ajo y que cuando te lo sirvan descubras que lleva ajo y aparezca la inflamación, o quizás la diarrea, o quizás el reflujo... Y tener que pasarte el resto de la velada con molestias, dolor, incómoda, con el pantalón apretado, o bien marcharte a casa porque te encuentras mal.

Es muy complicado gestionar todo esto y, desgraciadamente en muchos casos, no tenemos la compañía y el apoyo que necesitamos en ese momento. Estoy segura de que muchas veces debes haber escuchado frases del estilo de «*Eso seguro que eres tú con tu cabeza*», «*Yo también me hincho cuando me paso comiendo*», «*Es solo un dolor de tripa, no pienses en ello*». Estas son frases desafortunadas que sobran y que no ayudan, incluso aunque estén pronunciadas con la intención de ayudar, pues no comprenden que no es tan sencillo.

En una de las sesiones grupales que imparto, recuerdo que una de las chicas comentó: «*Yo entiendo que salir conmigo a comer fuera se vuelva un rollo y que cada vez me propongan menos planes, siempre pongo impedimentos*».

Qué triste me ponen estos comentarios. Porque sí, no es fácil salir con una persona que tiene problemas digestivos a comer fuera, pero no cuesta tanto trabajo arroparlo o acompañarlo en el proceso. Ya es bastante duro tener que pasar por esto como para que, además, tengamos que sumarle la sensación de ser una carga para la gente que queremos. Al fin y al cabo, qué más da si comemos en un sitio u otro, si lo que importa es que nos reunamos todos, ¿no? Y qué más da si tenemos que ir algo más pronto o más tarde, si la finalidad es vernos. Sobran, y además no ayudan. Si realmente se quiere ayudar a una persona que sufre de este tipo de problemas, lo que debería decirse es algo tan simple como: «¿Qué necesitas?, ¿hay algo que pueda hacer para ayudarte?». De esta manera pueden ayudarte a sentirte más arropado, comprendido y escuchado, porque la mejor forma en la que pueden acompañarte es escuchándote y preguntándote acerca de tus necesidades. No te cierres en banda, estoy segura de que este pequeño consejo puede ser de ayuda para ti y también para esas personas que te quieren y que no saben cómo ayudarte. Por eso te recomiendo que trates de explicar a tu entorno más cercano por lo que estás pasando y lo poco que te ayudan esa clase de comentarios. Trata de comunicarte con ellos y decirles que no necesitas que te den soluciones, que ya las estás buscando por tu cuenta, que no necesitas que opinen acerca de lo que comes o dejas de comer.

Estos son solo algunos problemas y limitaciones con los que puedes encontrarte en esos primeros intentos de salir a comer fuera, que no son pocos. Pero lo peor es que, generalmente, la única solución que acaba encontrando tu cerebro para evitarte todo ese desgaste y estrés es aislarte. Empiezas poniendo una excusa para no salir, como, por ejemplo: «*No, hoy me quedo en casa, que estoy cansado*». Hasta que llega el siguiente plan, donde, de nuevo, pones otra excusa: «*Esta noche paso, que no me encuentro bien*». Y llega una tercera vez y el cuento se repite: «*Mejor lo dejamos para la próxima, que esta semana me va mal*». No es de extrañar que, tras repetir este proceso una y otra vez, al final el teléfono deje de sonar, los planes se reduzcan al mínimo y, finalmente, tu vida social se reduzca a aquella que sí o sí tienes que enfrentar en el día a día: el trabajo, ir a la panadería, al supermercado o saludar a la vecina que te cruzas en el rellano.

Ojo, si lo que necesitas es quedarte en casa, adelante, hazlo; pero que no sea porque te da miedo salir, o encontrarte mal, o fastidiarles la noche a los demás... Esos miedos te están encerrando a ti y hoy quiero darte una excusa para que los enfrentes y puedas entender cuán importante es la vida social para tu salud. Al igual que el estrés y la ansiedad, el aislamiento social también genera un impacto a nivel físico en tu organismo, y te adelanto que a nivel digestivo también.

La soledad afecta negativamente a la función de ciertas células inmunológicas importantes, como los linfocitos T y las células asesinas naturales (NK). Este tipo de células tienen un papel crucial en la defensa del cuerpo contra infecciones, células cancerígenas y otras enfermedades, por lo que la soledad hace que esta respuesta sea menos efectiva, haciéndonos más vulnerables frente a este tipo de patologías. Además, no solo el sistema inmune se ve afectado, sino que nuestra amiga la microbiota también se ve alterada en su composición y diversidad. Es habitual que, en estos casos, lo que tal vez comenzó por un desequilibrio o disbiosis puntual acabe convirtiéndose en un SIBO, en cándidas recurrentes, en permeabilidad u en otros tipos de desequilibrios intestinales.

Por supuesto, esta relación entre el aislamiento social y la salud no solo tiene que ver con nuestra salud física, también tiene un impacto a nivel emocional. Mantener conexiones sociales con nuestra familia, amistades o personas de nuestro entorno nos permite compartir experiencias, expresar cómo nos sentimos y recibir apoyo emocional en momentos de dificultad, ayudándonos así a reducir el estrés y mejorar nuestro estado de ánimo.

Aquí de nuevo nos encontramos en una nueva rueda del hámster, ya que la vida social nos aporta salud física y emocional. Pero ¿qué pasa si a consecuencia de mis síntomas, experiencias digestivas u otros motivos sufro de ansiedad social?

En estos casos, la solución parece obvia: si la vida social te genera ansiedad, la forma de reducirla es aislándote, ¿no? El problema viene cuando aislarte también te genera ansiedad, ahí es donde tenemos nuestro bucle.

Un nuevo bucle en el que debemos detectar cuáles son esos miedos que aparecen y que te generan ansiedad social. Algunos de los más habituales son:

- Tengo miedo a no llegar al baño a tiempo: aquí el estrés está en la vergüenza, en lo que puedan pensar o decir los demás de ti.
- Tengo miedo a fastidiarles la noche: aquí el estrés está en ser una molestia para el otro, y detrás, el miedo a que te rechacen o te juzguen.
- Tengo miedo al síntoma: en estos casos el miedo suele ser al dolor, a la incomodidad, al sufrimiento.

Estos son solo algunos de los miedos que más me encuentro y que yo misma experimenté durante mi periplo con problemas digestivos. Cuando el miedo es muy grande, te paraliza, y, por supuesto ahí la solución es aislarse, pues tu cerebro trata de buscar la solución menos estresante poniendo ambas en una balanza. Y cuando la ansiedad social es más pesada... la vida social pierde puntos por goleada.

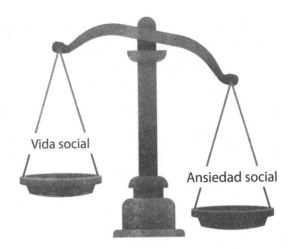

En resumen, podemos afirmar que, si salir fuera te genera ansiedad, pero quedarte sola en casa también, la solución para que esto cambie es conseguir que salir fuera te genere menos estrés que quedarte en casa. Puede que a priori parezca misión imposible, pero espera, que no es tan complicado como parece. Simplemente, abre tu mente.

Para que puedas entender mejor todo esto, voy a contarte el caso de Silvia, que tan amablemente me lo ha permitido compartir para que hoy le des la vuelta a esa balanza.

Silvia es una mujer de Barcelona que sufría de SIBO metano concretamente; lo que peor llevaba eran las inflamaciones y el estreñimiento. Siempre me decía que cada vez que comía parecía que tenía una barriga de embarazada de cinco meses. Llevaba ya más de año y medio tratando de solucionarlo con varias tandas de antibióticos, químicos, herbáceos, dieta baja en FODMAP y varias terapias para trabajar el estrés, la ansiedad y la psicosomatización.

A pesar de ello, Silvia seguía con inflamaciones y estreñimiento de forma bastante recurrente. Ella había hecho bien sus deberes, había trabajado sobre todos los pilares que podrían estar afectando a su salud digestiva, así que debíamos encontrar qué era eso que se nos escapaba.

Cuando le pregunté por su vida social, nos dimos cuenta de que estaba metida en esa rueda del hámster. Aunque lo había gestionado en terapia, seguía pasando mucho miedo cada vez que salía a cenar fuera, por ejemplo. Trabajó su vergüenza, su miedo a que la rechazaran y la juzgaran, a sentir que molestaba o que podía fastidiar al resto, pero aun así había algo que se activaba cada vez que salía.

Llegados a este punto, entendí que era necesario cambiar el enfoque.

—Silvia, ¿hay algún momento en tu día a día en el que estés relacionándote con otras personas y estés tranquila, sin tantos síntomas? —le pregunté.

—Pues en principio creo que no... bueno, ahora que lo pienso, cuando bajo a Bimba a pasear y me encuentro con los demás en el parque de perros. Ahí estoy tranquila, charlando y no me inflamo —me contestó con cierta cara de curiosidad.

—¿Qué tiene de diferente entonces esa vida social con la que me comentabas antes? —pregunté sospechando ya cuál sería la respuesta.

—¡Hombre, Fani! Pues la comida, no hay comida de por medio.

La respuesta era obvia, pero ella no la estaba viendo. En este momento vital para ella, no es que no tuviese vida social, es que la que tenía no era la que ella necesitaba. Ella necesitaba tener vida social con su novia, con sus amigos y amigas y con sus compañeros de trabajo. El problema era que solo había intentado relacionarse con ellos en ambientes donde la comida estaba presente.

Este es el error que yo también cometí cuando sufría de problemas digestivos. Asociaba relacionarme con personas de mi entorno más cercano con comida, mientras que, cuando me relacionaba con gente más alejada a mi entorno, lo hacía de muchas formas distintas donde la comida no estaba presente.

Cuando le expliqué esto a Silvia, recuerdo que me dijo: «Ya, Fani, pero mis amigos no tienen perro, no les voy a llevar al parque para hablar».

Puede que no, pero ¿qué otros planes puedes hacer con tus amigos o tu pareja sin que la comida esté de por medio? Ahí es donde tienes que poner el foco.

He de reconocerte que le llevó unos minutos desarrollar algunas ideas, y es natural, porque, cuando llevamos toda la vida haciendo lo mismo de la misma forma, el cambio de paradigma nos suele costar. Al fin y al cabo, se ha vuelto un automatismo:

Vida social con personas cercanas = comida

Pero después de esos minutos de reflexión, Silvia me respondió:

—Podríamos ir al cine, o a dar un paseo por ese parque que tanto me gusta, o hacer una Scape Room de esas que hace tanto tiempo que me apetece, o podemos irnos a la exposición de arte que hay este finde, o a ver un monólogo... ¡Madre mía, cuántos planes!

En ese momento, hasta ella misma se sorprendió de todas las cosas que podía hacer para recuperar su vida social y, como consecuencia, ayudar a su salud digestiva y emocional. Al menos, durante un instante, porque inmediatamente replicó:

—Pero, Fani, yo quiero volver a retomar las comidas y cenas fuera...

Y tenía todo el sentido del mundo, porque la finalidad de esto no es que todos tus planes sociales traten de evitar la comida, pues social y culturalmente una parte de ti seguiría sintiéndose apartado. El objetivo es que poco a poco puedas ir reconectando con tu vida social, con momentos en los que esta vida social se vuelva espontánea y divertida como siempre lo había sido. Para que, desde ahí y poco a poco, puedas hacer que esa balanza que hay en tu cerebro entienda que la vida social no está tan mal, que no tiene por qué ser siempre estresante ni estar asociada al miedo, y que puede convertirse en un espacio seguro donde compartir experiencias, expresar cómo te sientes y sociabilizar.

En definitiva, se trata de transformar esa compañía de todas esas voces llenas de miedos, frustración y ansiedad que ahora hay en tu cabeza, en una compañía de personas de carne y hueso como tú con las que poder compartir todo lo que necesites, al mismo tiempo que ellas comparten contigo todo lo que necesitan. Así que tómate esos minutos que se tomó Silvia para responder a estas dos preguntas tan importantes: ¿Hay algún momento en tu día a día en el que estés relacionándote con otras personas y estés tranquilo sin tantos síntomas? Y ¿de qué forma puedes adaptar eso a tu entorno más cercano?

Recuerda: esto lleva siendo la constante en tu vida durante mucho tiempo y se ha vuelto algo automático, así que respira, relájate y deja que la respuesta venga sola, sin forzar.

Bienvenido a tu nueva vida social.

La comida y tu relación con ella en el día a día: cuando el helado me habló de amor

Había una vez un helado. Sí, así como lo oyes. Pero no era un helado cualquiera, era un helado de chocolate con trocitos de galleta que emanaba un tentador aroma desde el quiosco que estaba situado en la esquila de mi calle. Aquel helado, que empezó siendo un simple postre, se convirtió en algo más: se convirtió en mi confidente, en un consuelo y, en cierto modo, en un terapeuta sin título oficial.

Cada vez que me sentía triste, estresada o simplemente abrumada por la vida, corría a buscar refugio en las cremosas capas que aquel helado me ofrecía. Él era el único que realmente podía llegar a entenderme y, sobre todo, era el único que sabía exactamente lo que necesitaba en ese momento. Con cada cucharada, mis preocupaciones parecían desvanecerse y una sensación reconfortante y calmante se adueñaba de mí. Era como si el helado me susurrara con una voz tenue y tranquilizadora: «Todo va a ir bien».

No puedo culpar al helado por nuestra relación especial; de algún modo, yo también tenía mi parte de responsabilidad. Siempre he sido una amante incondicional de la comida, una apasionada de los sabores y las texturas, pues con ellas sentía que podía teletransportarme a cualquier lugar inexplorado. No puedo resistirme a un buen plato de pasta al pesto, ni a cualquier otro que me transporte a nuevas sensaciones. La comida siempre ha sido mi refugio, mi forma de expresar alegría y, en ocasiones, incluso de consolarme en los momentos más oscuros de mi vida.

Y así, sin darme cuenta, nuestra relación se fortaleció. El helado se convirtió en mi confidente de medianoche, en mi compañero esos días grises en los que necesitaba un poco de dulzura para endulzar también mi existencia. Me enseñó que los alimentos no solo nutren nuestro cuerpo, sino también nuestra alma.

Sin embargo, como en toda relación complicada, también había una sombra acechando en la esquina. Mi amor por la comida empezó a mostrar signos de desequilibrio. A veces, esa cucharada de helado se convertía en el bote entero, y los asaltos al congelador se volvieron demasiado frecuentes. Comencé a sentir culpa y remordimiento por mis elecciones pero, aun así, no podía resistirme a su llamada tentadora.

La fuerza de voluntad no funcionaba. Poco a poco, me di cuenta de que necesitaba encontrar un equilibrio, comprendí que mi relación con la comida iba más allá de los sabores y las sensaciones de mi paladar. Todo aquello era un reflejo de mis emociones, una forma de consuelo y gratificación instantánea. No sé cómo, pero en algún momento olvidé que había otras formas de encontrar esa satisfacción y bienestar y que no involucrasen a mi terapeuta el helado.

Y aquí estoy, habiendo encontrado ese equilibrio perdido, después de haber explorado una relación más sana y consciente con la comida. Porque, al fin y al cabo, la comida puede ser un deleite y un disfrute para nuestros sentidos, a la vez que un vínculo con nuestras emociones más profundas. Pero la vida es aquello que hay más allá del quiosco de mi calle.

Quizás, en algún momento, la comida actuó para ti como terapeuta sin título oficial. Es por ello que, con este capítulo, quiero que aprendas a saborear la vida en todas sus formas sin perder de vista tu relación con la comida. Hoy es el mejor momento para encontrar la armonía entre tus deseos, tus placeres y tu salud. Y, quién sabe, quizás encuentres algo más dulce que mi fiel compañero el helado en el camino.

Hablar de comida es hablar de emociones

Estoy segura de que, en algún momento de tu existencia, la comida te ha generado placer, asco, angustia, miedo o cualquier otra emoción. Y es que, sí, hablar de comida es también hablar de emociones. Esto sucede porque la comida desencadena una respuesta emocional debido a las interacciones que se dan entre nuestro sistema nervioso, nuestras hormonas y nuestros amigos los neurotransmisores.

La comida puede desencadenar un sinfín de respuestas a nivel emocional a través de todas estas interacciones. De hecho, estoy segura de que algunas de ellas las has experimentado una y otra vez. Por ejemplo, el circuito de recompensa y placer a través de la liberación de dopamina que se activa con alimentos como el chocolate, los quesos o alimentos grasos como las patatas fritas. Te suena, ¿verdad? O los circuitos de la serotonina, muy socorridos en momentos de estrés, donde el cuerpo sin saber cómo ni por qué empieza a demandar una ingesta mayor de carbohidratos (como el pan, la pasta, la bollería...), aumentando así los niveles de serotonina en el cerebro y, como consecuencia, generando la tan necesitada sensación de calma y bienestar de forma casi automática.

Pero más allá de la bioquímica que se desencadena cuando comes ciertos alimentos, debes tener en cuenta algo muy importante que determina la relación que tienes hoy con la comida, ya sea mejor o peor.

Se trata de todas las asociaciones y aprendizajes que has ido adquiriendo a lo largo de tu vida, especialmente a través de tus experiencias. Porque tu cerebro es capaz de establecer asociaciones entre la comida y las experiencias emocionales. Por eso, a lo largo de tu vida, se van construyendo y creando conexiones entre ciertos alimentos y eventos positivos. Por ejemplo, en mi casa y como buena gallega, en celebraciones familiares no puede faltar el marisco, concretamente, unas buenas almejas a la marinera. Lo mismo sucede con los malos momentos, e incluso con las personas que están presentes en ellos. Estas asociaciones pueden desencadenar respuestas a nivel físico y emocional cuando consumes esos mismos alimentos en el futuro.

Un ejemplo que siempre guardaré en mi memoria es el de Álex, una chica que acudió a mí con una intolerancia tremenda a la leche. A pesar de todos los tratamientos a nivel de microbiota, permeabilidad o disbiosis que había seguido, no había conseguido revertir, o al menos reducir, el impacto que tenía en su salud.

Y cuando le pregunté a qué le recordaba la leche, inmediatamente me respondió:

—Uf, Fani, cuando era niña mis padres me obligaban siempre a tomarme un vaso de leche por las mañanas antes de ir al cole —me confesó—. A mí no me gustaba nada y cuando llegaba a la puerta del cole tenía que salir pitando al baño porque siempre la vomitaba.

Su cerebro hizo una simple asociación: la leche era algo que la conectaba con momentos donde se sentía obligada a hacer algo que no quería, con el rechazo y el asco que sentía después de vomitarla. Curioso, ¿verdad?

Todos tenemos historias así con ciertos alimentos o platos: esa receta que preparabas con tu ex y que te encantaba y que, cuando os separasteis, de repente dejó de gustarte o incluso le cogiste manía. O esa sensación de culpa cuando comes después de haber crecido inmerso en la cultura de las dietas, incluso esa asociación con el picoteo cuando te aburres, o con la comida basura cuando estás estresado. Son solo algunos ejemplos de todas las asociaciones que puede haber grabadas en tu cerebro a través de tus experiencias y aprendizajes.

¿Y qué tiene que ver esto con los problemas digestivos?, te estarás preguntando.

Pues bien, estoy segura de que, a lo largo de tu camino con síntomas, te habrás topado con decenas o incluso con cientos de experiencias en las que tu cerebro podía hacer alguna de estas asociaciones.

Tomate = malo
Gluten = inflamación
Legumbres = gases

Y así podría continuar con una lista infinita de asociaciones que limitan la forma en la que tu cuerpo y tu cerebro responden a estos alimentos. Un día comes tomate, que nunca te había sentado mal, y te sienta fatal. O tal vez antes te sentaba mal, pero ahora ya directamente vas con miedo de comerlo por cómo pueda sentarte, sin ni siquiera abrirte a la experiencia de ver si algo ha cambiado. Esto no quiere decir que de por sí el gluten, por ejemplo, sea antiinflamatorio, por supuesto que no. A donde quiero llegar es a por qué antes lo consumías y te sentaba bien, y ahora ya no. Es ahí dónde está el quid de la cuestión.

Es por eso por lo que debes ser muy consciente de las asociaciones que has hecho a lo largo de tu vida con ciertos alimentos, recetas y comidas en base a tus experiencias cuando los consumías. Solo así podrás observar tu respuesta emocional frente a ellos. Por ejemplo, para que Álex pudiera mejorar su historia con la leche, tenía que crear nuevas experiencias donde ella misma se sirviera esa taza, o donde si bebía solo un sorbo y no le apetecía más, pudiera dejarla a un lado. En definitiva, experiencias en las que beber leche se volviera un acto seguro y elegido.

El problema principal que se da en las patologías digestivas, trastornos de la conducta alimentaria, o incluso en personas con una mala relación con la comida como consecuencia de la cultura de las dietas, son principalmente esas asociaciones, pero ligadas a las dietas.

Vaya por delante que este capítulo no va de tirar por tierra todas las dietas del mundo, ya que a nivel médico y en casos puntuales son imprescindibles la dieta baja en FODMAP, la antiinflamatoria, la cetogénica, o muchas otras. Son abordajes que, cuando existe una patología detrás que la justifique, pueden ser útiles, pero siempre de forma temporal.

En la palabra «temporal» es donde muchas veces nos perdemos, pues muchas dietas son restrictivas y no deberían alargarse más de lo necesario en el tiempo, ya sea para tratar una patología, para bajar o ganar peso, o para cualquier otro fin.

Cuando experimentamos lo que es vivir con una dieta restrictiva, donde queda fuera la ingesta de ciertos alimentos, el cuerpo puede experimentar una sensación de privación, aumentando así el deseo por esos alimentos «prohibidos». Esto ocurre porque el cerebro y el cuerpo se alían para obtener los nutrientes que consideran necesarios, y porque a ellos les da igual la dieta que estés haciendo: su cometido es garantizar tu supervivencia pase lo que pase.

Además, psicológica y emocionalmente, la restricción alimentaria hace que constantemente tengas que pensar en los alimentos que debes evitar. Y si te enfrentas a la comida al menos tres veces al día, y en cada ingesta debes hacer esta revisión para seguir las restricciones impuestas por la dieta, es natural que acabes agotado y frustrado.

Ese pensamiento constante puede llegar a generar cierta obsesión por la comida y hacerte entrar en un bucle de pensamientos rumiantes negativos que pueden provocar un aumento de la ansiedad. Como consecuencia, el cuerpo puede sentir como el cortisol aumenta debido a esta situación, con lo que va a generar mucha más predisposición a alimentos que impliquen la liberación de serotonina o dopamina, estimulando así la calma, el bienestar, o el placer. Alimentos que, por lo general, no suelen estar permitidos en las pautas que conforman la dieta, por lo que, cuando finalmente caes en ellos, llegas y te estampas con el siguiente muro, donde aumenta de forma significativa la sensación de culpa y vergüenza. ¿Te resulta familiar esta situación?

Esto ocurre porque biológicamente no estamos diseñados para la restricción, es algo que debes asumir. Si esa restricción de alimentos es temporal, puedes llegar a sobrellevarlo en la medida de lo posible gracias a tu capacidad de autocontrol; pero no vas a poder tolerar ni a nivel mental ni físico restricciones prolongadas, porque, en esos casos, los beneficios que seguramente tenía esa dieta para ti se van a ver mermados por la ansiedad y estrés que te está generando la propia dieta.

Entonces, ¿cuál es la forma de sobrevivir a un tratamiento que implica una dieta restrictiva?

Como ya hemos visto, el primero de los puntos es tener en cuenta la temporalidad. Una dieta baja en FODMAP, por ejemplo, no debe prolongarse más allá de seis semanas. Durante ese tiempo deberás recordar que, a pesar de la relativa corta duración, serán semanas complicadas, pues tu cerebro va a tratar de sabotearte. Para contrarrestar sus intentos de hacerte «caer en la tentación», deberás tener en todo momento presente la finalidad de esas seis semanas de restricción.

Porque no es lo mismo tener que soportar de forma indefinida algo que te irrita y de lo que, además, no vas a sacar ningún beneficio que transitar esas seis semanas de restricción sabiendo que este proceso, a pesar de no gustarte nada, es por un bien mayor, es por tu salud y tu bienestar. Y, aunque la dieta no sea la única clave en tu recuperación, te acerca un pasito más a ese objetivo.

Este enfoque me acompañó de una forma muy positiva durante mi última dieta FODMAP. La seguí durante más de año y medio, alargándola más de lo debido, pero adoptar este pensamiento en el último tramo, hizo que nunca perdiese de vista el objetivo. La restricción de alimentos no era la finalidad, eso simplemente era la llave para llegar a la meta real, lograr mi recuperación, y con cada plato me sentía un pasito más cerca de ella.

Ser consciente de la temporalidad de una dieta es algo que puede servirte si estás iniciándote en este camino, pero si ya llevas años en él, ríete tú de la temporalidad, porque llega un punto en el que ya no sabes qué te sienta bien y que no, incluso puede que llegues a dudar sobre si algún día volverás a disfrutar de la comida como lo hacías antes. Si te encuentras en esta situación, es hora de subir de nivel y llegar al siguiente punto: la flexibilidad.

Si hay algo en la vida que nos enferma es la rigidez, ser demasiado estrictos y cuadriculados con nuestras ideas, nuestros pensamientos e incluso con nuestros planes, rutinas y hábitos. Esa rigidez llega a generar en nosotros unos niveles tan elevados de cortisol que acaba enfermándonos. Es una actitud que nos limita, y si la llevamos al terreno de la comida, todavía más.

Todos y todas tenemos claro que comer de forma saludable es lo que deberíamos hacer en nuestro día a día para tener un estado de salud óptimo, pero seamos realistas: en la vida surgen constantemente planes e imprevistos, o tienes una boda, una cena, es Navidad, ahora verano... Y no es tan sencillo comer ese plato saludable que te prepararías en tu casa tan ricamente. En momentos así, si existe demasiada rigidez con la idea de «comer saludable», lo único que conseguirás es frustrarte y sentirte culpable al ver que a la comida que tienes delante no está a la altura de tus exigencias.

¿Podemos priorizar en algunas de esas situaciones comer saludable?

Por supuesto, pero a veces en la vida no todo es blanco o negro, a veces la vida es una escala de grises y justamente ese tono de gris es el que necesitamos en ese preciso momento. Entiéndeme bien, esto no es una invitación abierta a que comas todos los días guarrerías y ultraprocesados, a estas alturas ya deberías tenerlo bien claro. Pero si en algún momento parece que la única opción es esa, o simplemente te apetece comer algún alimento restringido de forma puntual, adelante, pues de eso va la vida, de encontrar un equilibrio flexible. Porque, querido lector/lectora, aunque nos moleste mucho que nos lo digan, no somos perfectos y debemos abrazar nuestras incoherencias.

Bien: ya tienes claros los puntos de la temporalidad y la flexibilidad, y teniéndolos presentes podrías sobrevivir a un tratamiento con dieta restrictiva incluso después de años tratando de solucionar tus problemas digestivos. Hasta aquí todo correcto, pero ¿qué pasa si ya aplicas la temporalidad y la flexibilidad en tu proceso, y aun así no logras encontrar el equilibrio con la comida? Si este es tu caso, entonces tienes que pasar al nivel 3.

En este nivel ya no se trata de que te alimentes con unos u otros alimentos, simplemente se trata de... ¡disfrutarlo!

Parecerá una tontería, pero pregúntate: ¿cuántas veces durante el último mes, o incluso durante la última semana, has comido con prisa, de pie, en el coche, delante de un ordenador o simplemente cualquier cosa rápida? Gracias por tu respuesta, ahora eres consciente de que debes aprender a disfrutar del momento «comer» más a menudo.

Y es que, llegados a este punto, o has perdido ya las sensaciones de hambre y saciedad por el camino, o bien has llegado a un estado en el que comer se ha vuelto casi una obligación. Comes porque es la hora de comer, o simplemente porque has de hacerlo para sobrevivir, aunque sea sin ganas.

Es por ello que, en este tercer nivel, tengo que hablarte obligatoriamente de la filosofía de la alimentación consciente, una filosofía que te invita a detenerte, a relajarte y a disfrutar de lo que tienes en el plato. Su finalidad es que puedas relacionarte con los alimentos a través de la consciencia plena y, aunque pueda parecerte una tarea muy abstracta o difícil de llevar a cabo, voy a revelarte los primeros pasos para que puedas ponerla en práctica. Pequeños pasos que, si sientes que los problemas digestivos te han robado la bonita relación que teníais la comida y tú, pueden ser un buen inicio para recuperarla.

¿Por dónde empezar con la «alimentación consciente»?

Empieza desde la consciencia

Antes de empezar a cocinar, dedica cinco minutos a pensar y tratar de encontrar el origen de cada ingrediente: si se trata de un alimento de proximidad u orgánico, cómo fue su recolección y su cultivo. Imagina también la manera en la que lo vas a cocinar y el punto de cocción que quieres conseguir, por ejemplo.

Empieza a despertar esa consciencia para tener una mejor valoración de los ingredientes que forman tu plato. Al fin y al cabo, ese alimento tiene la finalidad de nutrirte: qué mejor que conocer su origen y la forma en la que quieres que lo haga para disfrutarlo.

Come más despacio

Para ello, sigue estas tres estrategias que te ayudarán a ser más consciente y ralentizar el proceso:

- Come con tu mano no dominante: es decir, si eres diestro come con la izquierda y si eres zurdo con la derecha. En el caso de utilizar cuchillo y tenedor, cámbialos de mano.
- Cuando introduzcas cada bocado en tu boca, mantén los alimentos en ella durante cinco segundos sin masticar. En lugar de eso, puedes moverlos, saborearlos, e incluso, cerrar los ojos para despertar mucho más los sentidos.
- Mastica cada bocado entre 25-30 veces, cuéntalas para saber cuántas veces sería lo habitual para ti masticarlo y compara los resultados.

Lo más habitual tras hacer este ejercicio es que al tercer o cuarto bocado tu mente te diga que vas lentísimo, o que se te va a enfriar la comida. Solamente si vences a tu mente y llevas el ejercicio hasta el final podrás sacar conclusiones constructivas.

Tener más sed, sentir cansancio en la mandíbula e incluso percibir otros matices en el sabor de los alimentos es algo totalmente normal cuando empiezas a comer de forma consciente. Estarás saliendo de la zona de confort y eso despierta sensaciones diferentes; no las juzgues si ocurren, solamente observa.

Deja la tecnología de lado

Olvídate del móvil, la televisión o cualquier aparato electrónico que pueda distraerte. Está comprobado que, si realizas cualquier actividad mientras comes, acabarás ingiriendo más cantidad de alimentos que si pones la atención plena en el plato. Y, por supuesto, no olvides el impacto que tienen las pantallas en tu organismo: si le sumas esto a la digestión, el resultado no será el mejor para tu cuerpo.

No tienes que acabarte todo el plato

Realiza tres pausas mientras comes. Haz la primera cuando te sientes a la mesa y aprovecha ese momento para valorar de 0 a 10 tu nivel de hambre. Come la mitad del plato, haz otra pausa y vuelve a realizar la valoración teniendo en cuenta tu nivel de saciedad. Al final de la comida, vuelve a valorar si te sientes saciado o si te has excedido en cantidad y toma nota para regularte las próximas veces.

No pasa nada si sobra comida, puedes guardarla en un táper y comerla para cenar o al día siguiente. O, si tienes mascota y la comida es apta para ella, seguro que te lo agradece.

Sé el último en terminar

En comidas familiares, de amigos, de trabajo... es más complicado comer de forma pausada. Lo más probable es que centres tu atención en la compañía antes que en la comida.

A partir de ahora, fíjate en las personas que te rodean: ¿quién es el que come más despacio? Intenta llevar su ritmo y acabar el último en comer.

Como ves, con estos sencillos hábitos puedes empezar a transformar la forma en la que te relacionas con la comida y convertir ese momento en un espacio de autocuidado, mimo y placer, dentro de tus posibilidades y tu contexto.

Ahora está en tus manos: experiméntalo.

Es crónico... ¿Estaré así para siempre?

Antes de comenzar este capítulo, me gustaría que respondieras a la pregunta del título. Estoy segura de que, si en algún momento te han diagnosticado una patología de tipo crónico, tú mismo te has hecho esta pregunta: si es crónico... ¿Sientes que estarás así para siempre?

Te pido que no contestes lo que te gustaría responder o lo que te gustaría que sucediera, simplemente responde lo que realmente sientes cuando esos síntomas aparecen: ¿sientes que esto será así para siempre?

Bien, empecemos entonces:

Gastritis = crónica
Colon irritable = crónico
Reflujo gastroesofágico = crónico

¿Cuánto duele la palabra «crónico»? ¿Cómo nos afecta a nivel emocional? ¿Se supone que lo que tengo es irreversible? ¿No tengo solución? ¿No se cura?

La primera vez en mi vida que escuché esos tres diagnósticos, la palabra «crónico» me fundió los plomos. Fue como si una parte de mi se apagara en aquella consulta, como si cualquier resquicio de esperanza que pudiera quedar para mi salud se hubiese desvanecido de un plumazo... ¿Tendré que vivir con esto toda la vida?

No podía creerlo, ni siquiera asumirlo. Era demasiado para mí, para mi cerebro, para mi cuerpo. ¿Cómo iba a ser posible vivir así el resto de mi vida? Con ese dolor, esa inflamación, ese reflujo, esos ardores, esas urgencias al baño, esos gases constantes... Realmente llegué a pensar que una vida con todas esas limitaciones no tenía sentido. Llámame exagerada si quieres, pero todos esos síntomas me hacían aislarme socialmente: me daba miedo coger el transporte público, no me atrevía a salir a comer o cenar fuera, ni ir a un evento familiar o disfrutar de las navidades; incluso el simple hecho de ir a trabajar me abrumaba. Todo suponía un esfuerzo enorme y, además, constantemente tenía que enfrentarme a situaciones desafiantes. El estrés y la ansiedad aumentaban cada día, lo que empeoraba a su vez los síntomas, así que, de nuevo, me sentía en la rueda del hámster.

Si no lo has vivido en tus carnes, es lógico que sea difícil de comprender. Al principio, mi entorno más cercano me decía: «Pero, Fani, solo es un dolor de barriga, solo es inflamación, no le des tantas vueltas...».

Sin embargo, yo veía como cada día mi calidad de vida, en todos los ámbitos que la conformaban (social, profesional, personal...), se veía cada vez más limitada. Antes de saber que lo mío era crónico era diferente. A pesar del dolor y los síntomas, creer que tarde o temprano me recuperaría me permitía sostenerlo, sobrellevarlo lo mejor que podía... Pero todo cambió cuando escuché la siguiente frase: «Aprende a vivir con ello», sentenció mi médico digestivo de aquel entonces.

¿Y cómo se aprende a vivir con esto? ¿Dónde está el manual? Porque hasta entonces, lo había intentado todo... y nada había funcionado. Aún menos podía soportar la idea de pensar que aquello que algún día iba a desaparecer, ahora iba a durar para siempre.

Salí de la consulta y rompí a llorar, recuerdo abrazar a mi pareja y no parar de decirle: «No puedo más, no soy capaz de vivir con esto». Poco después, llamé a mi madre y le conté entre lágrimas todo lo que tenía que cambiar a partir de ahora, aquello que ya no podría comer. Por suerte, ella siempre ha sido un gran apoyo para mí, y recuerdo que en ese momento simplemente me escuchó y me dijo: «Tranquila, si hace falta tiramos toda la comida que hay en casa y compramos la que puedas comer, verás como todo va a ir bien, estoy contigo».

Mi madre, con ese poder que tienen las madres, o al menos algunas, supo encender en mí un rayito de esperanza. En aquel momento era solo una pequeña luz, pero esa frase me hizo cuestionar la cronicidad de mi malestar y me permitió mirar hacia delante.

Al fin y al cabo, no tenía muchas más opciones: podía pasarme los días llorando y lamentándome por lo que me había «tocado» vivir, tratando de resistirme a aceptar la realidad que tenía frente a mis narices; o hacer como dijo mi madre con su metáfora y tirar toda la comida a la basura para empezar a buscar soluciones.

Algo que me encuentro en muchas ocasiones en consulta es la necesidad de engancharnos al problema, al conflicto; de resistirnos a aceptar que las cosas son así y que no hay más que eso. Claro que es importante que no nos conformemos con algo que nos hace daño o nos disgusta, pero sí debemos aprender a aceptar eso que nos hace sufrir para poder avanzar a partir de ahí.

En ese momento, y por mucho que no quisiera, me tocó aceptar que mi realidad era esa, ni más ni menos. Pero el hecho de aceptarla fue lo que me permitió ponerme en marcha y buscar soluciones o alternativas para esa realidad.

Fue también aquí donde me golpeé contra el primer muro, que es, de hecho, donde la mayoría de las personas suelen caer y es el motivo por el que se cronifican todavía más sus procesos. Porque, cuando estás tan mal, tanto física como emocionalmente, lo que buscas son paliativos, soluciones que traten de ayudarte a llevar tu situación lo mejor posible.

Y empiezas a buscar obsesivamente restaurantes *gluten free*, a tratar de evitar las comidas grasientas o ultraprocesados, o bien empiezas a ir a comidas familiares con tu propio táper. O incluso puede que (como ya he oído alguna vez) pases de tener un coche a una furgoneta para instalar un váter portátil detrás y así estar más tranquila. Más o menos sencillas o complejas, son soluciones que pueden ponértelo un poquito más fácil en el día a día.

Y así van pasando las semanas y los meses, y pueden darse dos situaciones: que mi malestar se estabilice y llegue un punto en el que aprenda a vivir con ello y lo normalice, o que me canse o la situación empeore, lo que me obliga a buscar otras soluciones más allá de esos paliativos.

Entonces mis amistades empiezan a quejarse de los restaurantes a los que tenemos que ir siempre por mí, o mi familia empieza a hacer comentarios sobre mi táper, o sobre mis hábitos y mi forma de comer, incluso puede que lo que antes me sentaba bien ya no lo haga… Es posible que llegue un momento en el que sientas que ni siquiera los paliativos, esas soluciones que se suponía que te lo ponían un poquito más fácil, funcionan; y de nuevo vuelve a ti una sensación de oscuridad, donde ese rayito de esperanza que un día se encendió ya no está, o al menos ya no puedes verlo.

Gracias a chocarme contra este primer muro, me di cuenta de que había cometido un gran error: el error de aceptar mi diagnóstico, pero también mi pronóstico, pues no solo acepté mi realidad, sino que acepté la palabra «crónico» asociada a ella. No era de extrañar, pues ese es nuestro *modus operandi* habitual cuando de salud se trata. Si esta nos juega una mala pasada, si hay algún problema, tratamos de buscar soluciones poniendo parches, y, si no funcionan, recurrimos a paliativos para sobrellevarlo lo mejor posible.

No te imaginas la de veces que sucede esto en patologías de tipo digestivo. Las estadísticas son claras: según el INE (Instituto Nacional de Estadística) entre un 15 % y un 20 % de españoles están diagnosticados con alguna patología digestiva de tipo crónico.

Vamos, que entre un 15 % y un 20 % de personas en España se han sentido desahuciadas en algún momento por su salud digestiva. Se trata de un porcentaje altísimo, estamos hablando de entre siete y nueve millones y medio de personas con este tipo de problemas, poca broma. Teniendo en cuenta estos datos, es necesario entender qué parámetros considera un profesional de la salud para determinar si lo que te ocurre es crónico o no, pues las expresiones «crónico» y «no hay solución» a menudo parecen estar completamente ligadas.

Si buscamos la definición de la palabra «crónico» en la RAE, esta dice así:

Adj. Dicho de una enfermedad larga.
Adj. Dicho de una dolencia habitual.
Adj. Que viene de tiempo atrás.

También hay un par de definiciones más haciendo referencia a la narración histórica y al artículo periodístico, pero las que nos interesan son esas tres que te he indicado.

Tomando estas definiciones como referencia, si me diagnostican una patología con la palabra «crónica», puede ser porque va a ser una patología de larga duración, porque se va a convertir en un habitual en mi día a día, o porque puede venir de tiempo atrás.

A nivel médico, el adjetivo crónico se utiliza en patologías que perduran más allá de los tres o seis meses, pues tienen una duración larga, son habituales en el tiempo y además vienen de tiempo atrás.

Cuando fui consciente de esto, mi mente hizo uno de esos clics que cambian completamente tu percepción. Cuando leí estas tres definiciones, caí en la cuenta de que mi médico digestivo había determinado la cronicidad de mis síntomas después de llevar casi un año con ellos. En mi caso, ese adjetivo que tanto me atormentó solo se refería al año que había pasado, no a los cinco siguientes que pasé.

Por primera vez, fui consciente de que «crónico» no significaba que no tuviese cura, significaba que llevaba mucho tiempo con ello. Ese médico solo me estaba hablando de mi pasado, no de mi futuro, porque la cronicidad solo nos habla de eso, del pasado, nada más que del pasado.

Mi error fue aceptar que mi realidad era esa, cuando lo que en realidad tenía que aceptar era que mi realidad hasta ese día había sido esa. En ningún caso, ni por asomo, tenía que aceptar que mi realidad iba a ser así hasta el fin de mis días. Al fin y al cabo, ni yo soy adivina, ni tengo una bola de cristal para saber qué me deparará el futuro, ni tampoco mi médico, ni mi médica, ni siquiera los tuyos tienen esa bola de cristal.

Tras esta esperanzadora relevación, empiezas a tomar conciencia de que lo que habías estado haciendo hasta ese momento no te ayudaba, porque todo el tiempo estabas tratando de mirar hacia el futuro desde un lugar donde todos esos síntomas te acompañarían, en lugar de mirar hacia un futuro incierto donde no puedes saber si estos síntomas seguirán contigo o no.

¿Y sabes qué?

En esa incerteza radica nuestro poder interno, porque si nadie puede averiguar qué va a ser de ti y de tu salud mañana, un adjetivo tampoco puede hacerlo, es solo un adjetivo, nada más.

Imagina todo lo que podría ser diferente en tu vida hoy, si la cronicidad dejara de interferir en tu futuro. Cuando lo crónico solo te habla de tu pasado, de lo que has venido pasando estos meses o estos años atrás, nuevas y luminosas posibilidades se presentan ante ti.

Casi sin darte cuenta, el futuro deja de estar sumido en la oscuridad. A ver, tampoco voy a engañarte: no va a aparecer un arcoíris ni todo va a cambiar de un día para otro. Pero sí que se da la posibilidad de reflejar nuevos colores, de vivir nuevas experiencias y quizás, quién sabe, de iniciar una recuperación a la vuelta de la esquina.

¿Sabes lo que sí cambiará seguro?

Que vas a dejar de buscar soluciones paliativas para empezar a centrar tu energía en soluciones que te acerquen a tu recuperación o, al menos, a llegar al punto de mejora y equilibrio que tú necesitas. Vas a dejar de dedicar energía en cuidados que te desgastan y te roban felicidad para dedicar esa misma energía a cambios que realmente te aporten vida.

Volvamos al inicio del capítulo, donde te hacía esta pregunta: Es crónico... ¿Estaré así para siempre?

Después de leer lo que acabo de contarte, quiero que observes qué puede haber cambiado en tu respuesta ahora que entiendes el verdadero significado de la palabra crónico. Da igual si la respuesta sigue siendo la misma, fíjate en los matices que ahora puede tener, en esas cosas que han cambiado tras estas líneas, por muy sutiles que parezcan.

Lo que quiero confesarte aquí hoy es que yo tampoco puedo decirte si te recuperarás o no, pues eso sería una forma de quitarte tu propio poder y ponerme por encima de ti. No soy adivina, ni tengo una bola de cristal, ni siquiera sé qué será de mí mañana, ni si mis síntomas volverán o no. Solo sé que eso que un día fue crónico para mí, hoy ya no lo es, y que uno de los motivos que lo hicieron posible fue dejar a un lado las soluciones paliativas para centrarme en las soluciones que me acercaban de verdad a mi recuperación.

Puede que mañana aparezca un síntoma nuevo, puede que no, lo único que sé es que, venga lo que venga, tendré siempre muy claro que yo tengo el poder de decidir hacia dónde dirigir mis soluciones. Tendré mis limitaciones, por supuesto, como todo el mundo, y seguramente me estampe contra nuevos muros, pues eso forma parte de la gracia de la vida. Pero agradezco cada día haberme topado con ese muro de las soluciones paliativas, porque, sin él, jamás me habría dado cuenta de que el adjetivo «crónico» no era realmente lo que me estaba limitando, sino yo misma creyendo que esa palabra tan simple determinaría mi futuro.

Estos muros, estos obstáculos que tratamos de evitar todo el tiempo con nuestra necesidad de control, nuestra autoexigencia o nuestro perfeccionismo, son imprescindibles para poder crecer, evolucionar y avanzar. Es por ello por lo que me gustaría cerrar este capítulo con una leyenda budista que me contaron en uno de mis viajes al Sudeste asiático y que creo que de corazón te ayudará.

Hace miles de años, un anciano campesino que vivía en una pequeña población de la China entre campos y naturaleza, estaba tan harto de sufrir por tratar de proteger sus cosechas de las tormentas o las sequías que la asolaban ese año, que decidió hablar con Indra, rey de los dioses y dios del cielo, tratando de buscar una solución a su desdicha.

—Escúchame, Indra, necesito pedirte algo, es importante.

—¿Qué quieres?, ¿qué necesitas? —respondió Él.

—Estoy muy agotado de trabajar cada día en el campo en mi cosecha y perder constantemente el trigo por culpa de una tormenta que aparece de improviso, o de una despiadada ola de sequía... La gente termina pasando hambre y yo perdiendo dinero. Tal vez tú, como Dios que eres, no sepas tan bien como yo, que soy campesino, cómo debe ser el tiempo idóneo. Deja que yo decida por ti durante un año qué tiempo debe hacer cada día y verás como desaparecen la pobreza y el hambre.

Indra le miró compasivo y dudó por un instante, pero finalmente asintió.

—De acuerdo, acepto tu propuesta. Tú me dirás durante un año cómo quieres que sea el tiempo y yo simplemente haré que sea como digas. Al acabar el año veremos si ha funcionado y ambos sacaremos un aprendizaje de este experimento.

Y así fue como Indra cedió el poder al campesino para que decidiera durante un año entero el tiempo que creía conveniente para la cosecha de trigo. El campesino iba pidiendo sol o lluvia según lo deseaba. El pobre hombre estaba muy contento, todo iba bien, apenas tuvo que trabajar y, en primavera, justo un año después, fue a hablar con Indra. El trigo había crecido muchísimo, más que ningún otro año anterior y el campesino estaba orgulloso:

—¿Ves cómo tenía razón? —dijo el campesino—. El trigo está tan alto que tendremos alimento para varios años, la gente no pasará hambre y yo no he perdido dinero.

—Ya veo, veo que ha crecido mucho —respondió el Dios Indra—. Pero... ¿te has asegurado de que los granos sean buenos y no solo grandes?

El campesino, curioso, tomó entonces un grano de trigo y lo abrió. ¡Estaba vacío!

—¿Cómo es posible? No tiene sentido, no lo entiendo... —preguntó alarmado el campesino con el grano vacío entre sus manos.

—Sin obstáculos, es imposible crecer. Sin desafíos, ni tormentas, truenos o granizo, el trigo no se fortalece. Se lo pusiste todo tan fácil que el trigo creció sin alma, vacío...

No te castigues ni te enfades con los muros con los que te topes, están ahí para fortalecerte. Aunque a veces sientas que la cronicidad nunca se acaba, está ahí para llenarte de plenitud y permitirte crecer; puede que tu salud esté atravesando una tormenta, o quizás una sequía desoladora, pero recuerda: el fruto de ese trigo que llegará será fuerte, será esa mejora que estás esperando en tu salud física y emocional.

4. Llegó el momento: Cómo recuperar tu salud digestiva y emocional

Un buen descanso, el mejor alimento

No cenes tarde, deja las pantallas una hora antes de acostarte, duerme con oscuridad completa, respeta tus ritmos circadianos, las horas de luz, no bebas justo antes de dormir y un sinfín de consejos más que habrás escuchado una y otra vez para mejorar el descanso. Puede que los cumplas todos, puede que ninguno, o puede que unos sí y otros no. En este capítulo no te vas a encontrar este tipo de consejos para que puedas dormir bien, pues como especialista en el inconsciente quiero que entiendas que, si no duermes bien, es porque tu inconsciente se sobreactiva por las noches y que trabajando sobre esto podrás ir a la raíz del problema.

Claro que cumplir con todos esos hábitos para la higiene del sueño es un buen punto de partida, pero en consulta me encuentro con muchas personas que ya hacen todo eso, o prácticamente todo, y aun así necesitan su pastilla de melatonina o sus gotitas de CBD para poder dormir de verdad.

Aunque de primeras puedas llegar a cuestionarlo, te cuento todo esto porque es imposible recuperar tu salud digestiva y mental si no duermes bien o, más que dormir bien, si no descansas bien. Porque mientras dormimos, sobre todo cuando entramos en las capas más profundas del sueño, nuestros tejidos se reparan y se limpian, incluido el digestivo. Imagina que sufres de inflamación, por ejemplo: cuando descansas, tu cuerpo es capaz de utilizar todos los mecanismos que tiene a su alcance para resolver esa inflamación. Puede que lo consiga por completo, o solo en parte, pero si no hay un buen descanso, la inflamación se cronifica en el tiempo e irás notando como aumenta de intensidad.

Ahora que ya queda claro lo importante que es descansar bien para mejorar tu salud digestiva, lo primero que debes conocer es en qué escenario te encuentras ahora mismo para que desde ahí puedas empezar a transformarlo.

Vamos con los escenarios posibles:

Escenario 1: Duermes como un tronco.

Te tiras en cama y no tardas más de 15-20 minutos en quedarte dormido. Además, lo haces del tirón, sin despertares nocturnos y te levantas por la mañana con sensación de descanso y de haber recargado las pilas.

Si es así, puedes saltarte directamente este capítulo, a no ser que te interese saber cómo funciona nuestro inconsciente por la noche, cosa que no te vendría mal.

Escenario 2: Duermes, pero no descansas.

Puede que te tires en la cama y no tardes más de 15-20 minutos en quedarte dormido, o que incluso lo hagas del tirón hasta el día siguiente, pero cuando suena el despertador, sientes que no has dormido nada. Por muchas horas que duermas nunca parecen ser suficientes, siempre está esa sensación de no haber descansado, de no tener energía y de caminar agotado por la vida.

Escenario 3: Te quedas pronto dormido, pero te despiertas varias veces por la noche.

Te acuestas y no tardas más de 15-20 minutos en quedarte dormido, pero al cabo de unas pocas horas te despiertas. Te cuesta más o menos volverte a dormir pero, aunque lo consigues, vuelves a despertarte alguna que otra vez. Por la mañana sientes que has dormido, pero que no has descansado, estás cansado, sin energía y vas arrastrando sueño acumulado día tras día.

Escenario 4: Te cuesta un montón quedarte dormido.

Das vueltas durante horas en la cama tratando de quedarte dormido, pero no hay manera. Los minutos pasan muy lento y, aunque tratas de ayudarte leyendo un libro, viendo una serie o incluso poniendo alguna meditación de fondo, sigue siendo complicado conciliar el sueño. Puede que pase la noche y apenas hayas dormido unas pocas horas, y al día siguiente te levantas agotado y con mucho sueño. Puede incluso que te resulte más sencillo dormir durante el día, por ejemplo, durante la siesta; o que te quedes dormido en cada esquina, mientras conduces, o cuando te sientas en el sofá.

El insomnio se define como una dificultad para iniciar y/o mantener el sueño, o como la sensación de no haber dormido con un sueño reparador. Basándonos en esto, los escenarios dos, tres y cuatro se consideran escenarios de insomnio, aunque con diferentes grados de gravedad. Para ponerle remedio, necesitamos ir un paso más allá de los hábitos que todos conocemos y que te citaba al inicio de este capítulo y descubrir qué es lo que realmente importa a nivel cerebral para aprender a regular nuestro sueño.

Cuando dormimos, nuestra mente consciente también duerme, pero nuestra mente inconsciente permanece despierta. En ese momento, nuestro inconsciente no necesita luchar con nuestra mente más racional, y nuestro lado emocional no se ve desafiado por la lógica, por así decirlo; de modo que nuestros deseos y también nuestros miedos quedan completamente liberados en un mundo de metáforas y cargado de simbolismo.

Eso no quiere decir que tu inconsciente tome el control inmediatamente después de quedarte dormido, pues no todas las horas de descanso y sueño son iguales desde que nos metemos en la cama hasta que nos despertamos. Nuestro sueño es cíclico y se divide en ciclos de noventa minutos aproximadamente, que se repiten una y otra vez durante las horas que pases durmiendo, que como recomendación serían ocho.

Si calculamos, en esas ocho horas estimadas de sueño encadenaríamos entre cuatro y seis ciclos seguidos, en los que vamos alternando el sueño lento o no REM (Rapid Eye Movement) con el sueño rápido o REM de forma ordenada. Hablemos ahora de las fases en las que podríamos dividir una buena noche de descanso.

Todo empieza con la etapa de adormecimiento, en la que permanecemos aproximadamente los diez primeros minutos del sueño. Se trata de una fase de transición que nos conduce del período de vigilia hasta el sueño. En ella todavía somos capaces de percibir la mayoría de los estímulos externos, pero con una sensación de disminución del tono muscular y realizando esos primeros movimientos oculares lentos que nos envolverán lentamente hasta llegar a la siguiente fase.

Entramos entonces en la fase de sueño ligero o fase II, que ocupa el 50% de nuestros ciclos de sueño aproximadamente. Poco a poco y sin darnos cuenta, el cuerpo se va desconectando de todos aquellos estímulos que nos rodean, y tanto nuestro ritmo cardíaco como nuestra respiración se van ralentizando. ¿Alguna vez has soñado que te caes por un precipicio y te has despertado de repente?

Pues esto ha sucedido durante la fase de sueño ligero, ya que en ella van alternándose etapas de más actividad cerebral con otras de menos intensidad, haciendo que sea muy difícil despertarnos en algunas etapas, mientras que en otras podemos llegar a sentir ese despertar repentino. En esta fase empieza a producirse un sueño más reparador, pero todavía no lo suficiente. Aquí desaparecen los movimientos oculares y, si te despiertas mientras estás en ella, seguramente no recuerdes lo que has soñado.

Esto podría acabar aquí, pero no: tras esa fase de sueño ligero nos acercamos a la fase III de transición, que dura apenas unos dos o tres minutos. Una fase muy corta, pero que cobra especial relevancia cuando se trata de nuestra salud digestiva, pues es la fase que nos acerca al sueño profundo. Durante esa fase y la siguiente, nuestro cuerpo se encuentra en un estado de relajación muy profundo y se generan picos de segregación de la hormona del crecimiento, muy importante para la salud de nuestros huesos y músculos.

En esta tercera fase todavía no llegamos a soñar y, si nos despertamos en ella, puede que lo hagamos con cierta sensación de confusión o sintiéndonos algo aturdidos, ya que el sueño está empezando a ser reparador.

Pasados esos dos o tres minutos, no te creas que nos vamos directos a la última fase, aún nos queda entrar en la etapa IV o sueño delta, que suele ocupar un 20 % del total del ciclo del sueño y dura unos veinte minutos. Es la más importante de todas, ya que es la que va a determinar la calidad de tu descanso y, por tanto, cómo te vas a sentir cuando te despiertes por la mañana. Aquí seguimos sin soñar, pero esta etapa es vital para la recuperación de nuestros tejidos tanto a nivel físico como mental.

Y, ahora sí, después de este largo recorrido es momento de entrar en fase REM. En ella, el cerebro, al contrario de lo que seguramente crees, está muy activo. El término REM significa movimiento ocular rápido. En este momento, tus ojos empiezan a moverse en todas las direcciones, es aquí donde aparecen todos esos sueños y pesadillas que tienes cada noche, aunque no los recuerdes todos al día siguiente.

Esta fase se divide en una primera parte de diez minutos de duración donde la respiración se vuelve más irregular y aumenta de velocidad y en una segunda de treinta minutos donde se produce un sueño más profundo. Aquí es donde los sueños se vuelven más reales, es la fase en la que, si llegas a despertarte, seguramente recuerdes lo que estabas soñando.

En la fase REM no solo soñamos y alcanzamos un descanso más profundo, ocurren muchas más cosas: nuestro cerebro se regenera, se regula la actividad de nuestros genes y se reparan muchas de las moléculas de nuestro organismo. Solemos estar en esta fase unas dos horas en total. En esta etapa del sueño es cuando nuestros músculos, a excepción de los oculares, los respiratorios y los del oído interno, están completamente paralizados. Por eso, aunque durante un sueño necesites pedir ayuda con un grito, la sensación que tienes es de quedarte mudo por completo.

Como curiosidad, en la fase REM solemos tener sueños poco relacionados con nuestra vida cotidiana y más cargados emocionalmente. En ellos pueden aparecer imágenes extrañas o que nos puedan hacer dudar de si estamos despiertos o dormidos. En cambio, en las fases no REM, nuestros sueños están más condicionados por nuestras preocupaciones del día a día.

Resumiendo, la duración total de estas cinco fases es de noventa minutos, de los cuales los primeros sesenta corresponden a las cuatro primeras fases no REM y los últimos treinta a la fase REM. Ten en cuenta que, si te despiertas en medio de uno de estos ciclos, no servirá de nada que duermas muchísimas horas por la noche, ya que el descanso no será efectivo.

La clave se encuentra en despertarte siempre justo cuando termina un ciclo, algo que puedes ajustar con una alarma. Pongamos un ejemplo práctico: teniendo en cuenta que diversos estudios científicos recomiendan dormir al menos cinco ciclos completos en una noche, lo ideal sería disfrutar de siete horas y media de descanso. Si te vas a dormir en torno a las 00.00 horas, sumándole esas siete horas y media tu alarma debería sonar a las 7.30 de la mañana. Ahí te asegurarías tener un descanso reparador. Pero si la pones a las 8.30 o a las 6.15, estarás interrumpiendo un ciclo de sueño, haciendo que te sientas poco descansado al despertarte. Por supuesto, esto debes hacerlo en la medida de lo posible, ya que no puedes calcular con exactitud en qué momento del ciclo estás, pero tienes noventa minutos de margen para al menos poder acercarte.

En el tercer escenario de insomnio veíamos cómo hay casos en los que la persona tiene despertares nocturnos, y aquí lo interesante es saber si esos despertares se producen al finalizar un ciclo de sueño o durante uno de ellos, ya que esto determinará la efectividad de ese descanso al despertar al día siguiente. Ahora bien, ¿de qué depende que a mí me cueste dormir, o que sufra de despertares nocturnos? ¿Qué me está queriendo decir el cuerpo a través de este síntoma?

Una vez comprendidas las fases que conforman el sueño e identificadas las más importantes para tu descanso, debemos entender algo: el inconsciente, como parte irracional de tu cerebro, tiene como una de sus funciones principales la de supervivencia, de modo que está constantemente verificando que no te encuentras en peligro.

Cuando duermes, te vuelves más vulnerable ante cualquier peligro, y, si estás atravesando un momento de estrés, ansiedad o el estado de alerta está más presente que nunca, tu inconsciente tomará cartas en el asunto.

Pero tal vez te preguntes: ¿por qué lo hace durante la noche? Pues el quid de la cuestión, como siempre, lo tenemos en nuestros amigos los animales y en la naturaleza.

Imagina que estás en el desierto, un lugar donde la temperatura durante el día es muy elevada y el agua es escasa, pero que cuando llega la noche la temperatura desciende y los depredadores están más activos para cazar a sus presas. Estos depredadores agudizan mucho más sus sentidos en la oscuridad, dejando a su futuro alimento con pocas probabilidades de sobrevivir. ¿Empiezas a verlo?

Cuando estamos en modo alerta, nuestra biología va a sobreactivar nuestros sentidos, elevando el cortisol y haciendo imposible un buen descanso por la noche, ya que es cuando la mayoría de los depredadores salen a cazar. Y, aunque en pleno siglo veintiuno es poco probable que aparezca un depredador en tu casa y te conviertas en su alimento, para el inconsciente todavía seguimos en la Edad de Piedra.

Cuando tu cuerpo se encuentra en modo alerta, siente tanto miedo a que pueda suceder cualquier cosa que no te permite dormir. Puede que llegues a sentir ansiedad, estrés o que simplemente trates de dormir y no lo logres. Si te encuentras en una situación así, es momento de poner el foco en el motivo por el cual vives en una sensación de alerta tan grande que te genera insomnio.

Esta alerta puede activarse por preocupaciones del día a día, como el miedo a que no suene la alarma y te quedes dormida, a no llegar a tiempo con las tareas pendientes, las preocupaciones que atañen a la familia, las amistades, el trabajo... o incluso el simple hecho de llevar un ritmo de vida tan adrenalínico que, cuando te acuestas en tu cama, sientes que no eres capaz de bajar las revoluciones.

Si vives en ese estado de alerta tan grande, seguramente no llegues más allá de la fase II del sueño o etapa de sueño ligero, así que imagina el impacto que esto tiene en tu salud física, no solo en la digestiva, sino también en la de tus músculos, huesos, tu piel; además de en tu energía, y, por supuesto, en tu salud mental. Cuando no duermes bien, es natural que te sientas mucho más irascible o que todo te moleste más. Y si la irritabilidad forma parte de las 24 horas del día y a este escenario le sumas los síntomas... apaga y vámonos.

Después de haber leído este capítulo, habrás podido identificar si sufres de insomnio o no, además de empezar a detectar a qué fase del sueño sueles llegar y si este es lo suficientemente profundo para que tu descanso sea eficaz. Recuerda empezar a hacer tus cálculos con la alarma y, sobre todo, trata de identificar a esos depredadores nocturnos que te mantienen despierto como un búho, toma consciencia de cuáles son y cuáles te están sobreactivando demasiado. A partir de ahí, podrás tomar acción para tratar de gestionarlos.

Cómo te alimentas y desde dónde

Una fría mañana de octubre, una joven llamada Luisa se encontraba preparándose el desayuno en la pequeña cocina de su apartamento. Con el historial de diagnósticos que guardaba a sus espaldas de colon irritable, SIBO, disbiosis y gastritis crónica, su desayuno era lo más simple que te puedas imaginar.

Como ella lo llamaba: «Saludable, limpio y seguro».

Eso que generalmente le sentaba bien.

Pero ese día, en cuanto dio el primer mordisco a su tostada de pan sin gluten, empezó a sentir un pinchazo en el estómago, seguido de una hinchazón aguda que no sabía muy bien de dónde venía.

«Pero si se supone que este desayuno sigue la dieta, si siempre me sienta bien, no entiendo qué ha fallado...»

Ese fue el mensaje que recibí esa mañana de parte de Luisa.

Es posible que lo primero que hayas pensado es que a lo mejor ese día Luisa no había descansado bien, o que la cena del día anterior no fuera la ideal, o quizás que el tiempo que transcurrió entre la cena y el desayuno no fuera el más adecuado con su sintomatología.

Buenas suposiciones, cuyas respuestas fueron claras:

«Fani, he dormido como un lirón, desde que me pongo la hipnosis para dormir que me pasaste no tengo problema con esto. Ayer cené también siguiendo la dieta baja en FODMAP que tengo pautada por mi nutricionista, además de hacerlo temprano para dejar como mínimo esas doce horas de ayuno que me recomendaste. Creo que lo he hecho todo bien, pero algo se me escapa porque estoy fatal».

La parte física parecía no ser la causante de esa reacción tan fuerte a ese desayuno aparentemente inofensivo, pues los alimentos estaban bien compensados tanto en tempos como en cantidad e ingesta.

Fue entonces cuando le hablé a Luisa de otro tipo de alimentos, unos que quiero que tengas en cuenta a partir de hoy.

Ya te adelanto que no vas a necesitar comprarte otra nevera para almacenarlos, pues ya los tienes bien guardados en un lugar que no conoces todavía, pero que te ayudará a que tus digestiones sean completamente diferentes a las que tienes ahora.

¿Preparado, preparada? ¡Vamos allá!

Lo primero que debes entender es cómo funciona el cerebro a la hora de registrar cierta información, en este caso, toda aquella relacionada con la comida.

Para el cerebro inconsciente, existen dos planos en nuestra realidad, que afectan por igual a nivel corporal y, en el caso que nos atañe, a nivel digestivo.

Tener en cuenta estos planos a partir de ahora va a tener un valor incalculable para tu salud digestiva. No voy a mentirte, no será un trabajo de un día para otro, pero si lo practicas cada día, especialmente durante las comidas, los resultados te sorprenderán.

Empecemos por el primer plano.

Plano real

En este plano, como su nombre indica, nos encontramos con la realidad que podemos percibir con nuestros sentidos, en nuestro día a día. Por ejemplo, si te pregunto qué has comido hoy, lo más probable es que puedas enumerarme uno a uno los ingredientes de ese plato: patata, arroz, pasta, lechuga, zanahoria, patata, pollo, tofu...

Es lo que denominamos la alimentación real, esa que Luisa intuía que había hecho bien con su tosta de pan sin gluten.

En este plano podemos encontrarnos con situaciones como:

Ejemplo 1: Me como una manzana en mal estado y me genera un vómito.

Ejemplo 2: Soy celíaca y, si me como un cruasán con gluten, me inflamo.

Ejemplo 3: Tengo un examen, me pongo nerviosa y siento las tripas revueltas.

Como puedes ver, en el plano real es muy sencillo detectar cuál ha sido el problema y, generalmente, es bastante sencillo también ponerle solución.

La solución a comerte una manzana en mal estado sería, simplemente, no comértela; pero si lo has hecho ya, solo tienes que darle tiempo a tu cuerpo para que la expulse a través del vómito o de una gastroenteritis, dejando que tu sistema digestivo realice las funciones que necesite a nivel de limpieza.

Si te comes un cruasán con gluten siendo celíaca, sabes que la respuesta inflamatoria tiene que ver más con tu condición y no con algo puntual, por lo que ceñirte a los alimentos que sabes que te sientan bien puede ser una solución real y factible a corto plazo.

Ahora vayamos al ejemplo número tres: tienes un examen, estás nervioso y empiezas a notar cómo se te revuelven las tripas. En realidad, tú sabes que estás sintiendo estrés y puedes tratar de calmarlo con frases como: «*Respira, todo va a salir bien*», «*Hemos estu-diado lo suficiente, así que no tienes de qué preocuparte*».

Estoy segura de que, si estás aquí leyendo estas páginas, es porque esas frases te ayudan poco, o más bien nada, en esas situaciones.

Y es que, si tienes un examen, es natural que tu cuerpo sienta estrés, pero no necesitas sentir ese dolor en tu estómago para saberlo. Cuando un síntoma aparece es porque nos estamos pasando de intensidad con el estrés.

Es lo que yo llamo pasarte de frenada con la emoción. No es lo mismo sentir miedo que pánico, por ejemplo.

Y es muy importante que, para cambiarlo, atiendas a ese subconsciente del que hablábamos antes, a esa parte de ti más irracional. Para ello, lo más fácil es que te conviertas en un animal, esa será tu mejor herramienta. Sí, sí, has leído bien, en un animal. Y es que los animales son el mayor ejemplo del comportamiento inconsciente. Así que, en ese instante, tú eres una gacela y el examen es el león. Imagina ser una gacela por un momento, con tus patas alargadas, tu agilidad, tus cuernos, con esa necesidad de estar en alerta todo el tiempo para sobrevivir.

¿Sabías, de hecho, que las gacelas no duermen más de una hora al día y que lo hacen en cortos periodos de cinco minutos o menos para estar en alerta «por si las moscas»? De modo que, si tienes insomnio, no duermes bien o duermes, pero no descansas, estás en modo gacela *on*. Bien, ahora eres esa gacela justo frente a la puerta donde detrás sabes que hay un león, un león que te va a comer.

Puedes sentir al otro lado su rugido, percibes también la tensión del resto del rebaño, el suelo retumbando cada vez que una de sus enormes garras da un paso; en definitiva… puedes sentir como el peligro acecha y tu final se acerca. Suena macabro, ¿verdad? Ahora pregúntate: ¿qué provoca tu cuerpo con ese dolor de tripas que muchas veces acaba en diarrea?

Si tienes una diarrea, o como mínimo un dolor muy intenso como un retortijón, la respuesta (al menos que quieras hacértelo encima) es huir, correr hacia un baño. No sé si alguna vez lo has visto en un documental antes de quedarte dormido o dormida, pero cuando la gacela ve al león, vomita y se caga, ¡literal! Tiene que detener la digestión y aligerar el peso para huir y salvarse.

Así que tu respuesta biológica al examen no es una que te hayas inventado tú —lo siento si esto daña tu ego—, es una respuesta adaptativa que lleva con nosotros desde el principio de los tiempos.

Ahora imagínate diciéndole a la gacela:

«Respira, todo va a salir bien», «Conocemos a los leones de otras veces, así que no tienes de qué preocuparte».

La gacela te diría que te relajes tú si quieres, que ella se quiere salvar el cuello.

Lo mismo ocurre en el caso de tu examen: le estás dando un mensaje a tu cerebro que no le tranquiliza en absoluto.

Pero ahora imagina que le dices a esa gacela:

«Tranquila, detrás de esa puerta no hay un león, mira, asómate por la mirilla, es solo un cervatillo haciendo ruido, no estás en peligro».

En ese momento, la gacela puede abrirse a la curiosidad: tal vez siga estando nerviosa cuando se asome por la mirilla, incluso cuando traspase la puerta al no saber cómo puede reaccionar el cervatillo, pero ya no necesitará huir, solo curiosear.

Esa curiosidad genera también cortisol, por supuesto, pero se trata de un cortisol sano, que nos prepara para lo que va a venir y nos moviliza. Un cortisol que necesitamos porque, sin él, solo seríamos muebles estáticos sin ninguna gracia; es el estrés bueno del que hablamos anteriormente.

En ningún momento sería un estrés tan elevado como para que tu cuerpo genere un síntoma avisándote de que algo no va bien.

¿Puedes verlo?

Contándole también esta historia a Luisa le pregunté: ¿Quién era tu león hoy cuando desayunaste?

Y su respuesta surgió inmediatamente:

«Pues Fani, si te soy sincera, creo que la comida se ha convertido en un león para mí, y es que coma lo que coma, una parte de mí ya está en alerta por lo que pueda pasar o por cómo me va a sentar».

¿Te imaginas a una gacela comiéndose un león y temiendo que este se despierte y se la zampe?

Reconozco que, aunque imaginación no me falta, soy incapaz de imaginarlo.

Para tratar de ponerle remedio a esa situación, ese mismo día le dije a Luisa: «Hagamos algo, o bien le explicas a tu mente que la comida no es un león sino más bien un campo lleno de hierba fresca y sabrosa para tu gacela interior; o bien inviertes los roles y tú te conviertes en la leona y tu tosta en la gacela. Seguro que, como buena leona, no vas a pensar en si la gacela te sienta bien o no, te la comes y ya».

Y así sucedió. Luisa tenía ganas de ser leona por un día y se comportó como tal, consiguiendo que la comida de ese día y de las siguientes semanas empezaran a dejar de darle miedo, abriéndose en su lugar a descubrir poco a poco la curiosidad y al estrés sano.

Así que cuéntame:

¿Te conviertes en león o mejor te preparamos un prado de hierba fresca y sabrosa?

Tú decides.

Como ves, en este plano, la clave no está en gestionar la emoción que percibes de forma más consciente —en este caso, el estrés por el examen—. Esas frases tranquilizadoras no servían de nada, era necesario ir un poco más allá.

Porque detrás de ese estrés percibido en la superficie, la verdadera emoción oculta en una capa más profunda era el miedo ante un peligro inminente que ponía en riesgo nuestra vida. Y atender a esa emoción a través del cambio de roles o del nuevo enfoque

que le propuse a Luisa fue la clave para superar la situación con éxito y, lo más importante, para evitar que sus tripas gritasen lo que la mente callaba.

Pero esto no se queda aquí, vamos ahora con el segundo plano.

Plano simbólico

Cuando escuchas o lees la palabra «alimento», seguramente aparecen inmediatamente en tu cabeza imágenes infinitas de comida de todo tipo: fruta, verdura, carnes, pastas, hidratos, dulces, salados, lácteos, cereales...

Toda esa comida que está en tu mente la situamos en el plano real: son esos alimentos reales que guardas en tu despensa y frigorífico.

Pero a nivel inconsciente existe un plano simbólico que debes tener en cuenta. Un plano en el que se incluyen todas las cosas que como seres humanos nos nutren, pero que no son, estrictamente, comida: son el amor, las historias, la familia, un atardecer, un lametón de nuestra mascota, un abrazo y también cosas menos agradables como los miedos, el estrés, las malas noticias, las órdenes, los castigos... Todo eso y mucho más es lo que llamamos «alimento simbólico».

Y el gran problema con el que me encuentro en consulta cada día es que invertimos mucha energía tratando de mejorar y cuidar los alimentos reales que consumimos, pero nos olvidamos del más importante: el alimento simbólico.

Volviendo al caso de Luisa, su alimento real, ese desayuno limpio, ligero y seguro, era perfecto para su situación, cumplía con todas las pautas nutricionales. Pero en ese momento estaba también «comiendo» otras cosas además de esa tosta. Y cuando le pregunté a Luisa por ellas, tras una carcajada, respondió:

«Me estaba comiendo mis miedos por cómo me iba a sentar, al mismo tiempo que miraba Instagram».

«¡Menudo empacho!», pensé.

Imagina el siguiente menú de desayuno para un sistema digestivo que carga con varias patologías: tosta sin gluten con un toque de miedo, aliñado con un macerado de Instagram a baja temperatura.

Solo nos quedaría añadirle a la receta una guarnición de noticias en directo con las mayores desgracias que suceden en el mundo en tiempo real para terminar con tu sistema digestivo a gritos.

Lo que está claro es que fácil, fácil, no se lo estábamos poniendo al cuerpo, al menos no a nivel simbólico.

Porque no, no te estás indigestando por el pan sin gluten, te estás atragantando con todo lo demás: con los estímulos de Instagram generándote adicción y ansiedad, y el propio miedo a través de la ansiedad anticipatoria por cómo te va a sentar la comida. Eso es lo que verdaderamente hace que la comida que *a priori* debería sentarte bien, no lo haga.

Debes tener en cuenta algo muy importante: abordar el alimento simbólico es imprescindible para recuperar tu salud digestiva y emocional, solo así estarás teniendo en cuenta todos los ingredientes del plato.

Porque no es lo mismo decir «me ha sentado mal este plato que encaja con la dieta antiinflamatoria que necesito para mi salud», porque no entenderíamos qué puede estar fallando, que decir «hoy junto con la dieta me he comido una bronca de mi superior», lo que sí nos puede dar pistas sobre por qué se ha desencadenado el síntoma.

Una vez vista la teoría, pasemos ahora a la práctica. Llegó el momento de transformar esto para que puedas gestionar a partir de hoy mismo lo que quieres y no quieres comerte a nivel de alimento simbólico.

Aunque ahora mismo te parezca increíble, te prometo que simplemente haciendo este ejercicio conseguí que mis crisis digestivas se redujeran a más de la mitad. Y, sobre todo, me ayudó a tener mucho más control y estabilidad en mi vida, además de hacer que los alimentos reales empezaran a sentarme mejor.

No voy a mentirte, no se trata de un ejercicio mágico que vaya a solucionar tus problemas digestivos de un día para otro; siento decirte que eso de momento no lo he descubierto. Lo que sí puedo decirte es que es un ejercicio supersencillo que no te llevará más de cinco minutos, pero con el que conseguirás elegir conscientemente qué cosas sí te comes y qué cosas dejas fuera de tu vida, algo que supondrá un cambio sustancial en tus problemas digestivos.

Cómo construyo mi plato (real y simbólico)

Sitúate en tu habitación, en esa en la que te despiertas cada mañana. Ni siquiera hace falta que te ubiques físicamente allí, solo con imaginar que estás en esa cama por la mañana es suficiente.

Tras una larga noche, suena el despertador y tu brazo se mueve de forma automática para apagarlo o, si eres de los míos, posponerlo una y otra vez.

Mientras tanto, tus ojos van conectándose con el exterior, abriéndose y cerrándose hasta que decides levantarte y pones tus pies sobre el suelo, respiras y ahí inicias tu día.

Un día como otro cualquiera, salvo por un detalle: hoy vas a llevarte contigo un bloc de notas y un bolígrafo para escribir.

Con el bloc en mano, te dispones a vivir tu día tomando consciencia de todas las cosas de las que te vas alimentando, como el olor a café por la mañana, el frío cuando sales de casa, el sonido del móvil que no para de sonar, los niños correteando mientras les dices que vais tarde, el coche arrancando, o toda la gente que espera en el metro, el ruido, el movimiento...

Ve apuntando en ese bloc de notas todas esas cosas que te alimentan y divídelas en dos listas: una para las que te agradan y ayudan y otra para las que no te gustan. Esas cosas que te nutren, pero que rechazas al mismo tiempo porque te resultan desagradables, serán las últimas que trataremos. Pero no adelantemos acontecimientos.

Sigue avanzando en tu día y sigue apuntando todo ese alimento simbólico que te sienta tan mal, que te estresa tanto, o que te cabrea... Hasta que vuelvas a casa de nuevo y te acuestes en cama. ¿Lo tienes?

Bien, ahora haz lo mismo pero en otra lista, teniendo en cuenta todo el alimento simbólico que acompaña a tus comidas: las noticias, las discusiones con otras personas, el trabajo, el móvil, el estrés, la ansiedad...

Toma consciencia de cuáles de esos alimentos simbólicos sientes que te indigestan en tu día a día.

Tómate el tiempo que necesites y, cuando lo tengas, continúa leyendo.

¿Ya? ¡Bien! Ahora mismo deberías tener dos listas creadas: una con el alimento simbólico que te comes lejos de las comidas y otra con el que sí está presente mientras comes. Valora ahora cuáles de esos segundos alimentos te comes aunque no quieras y cuáles no. ¿Cómo saberlo? Muy fácil, te comes aquellos que:

- Te afectan más emocionalmente.
- A veces te dejan enganchado a ellos incluso pudiendo llegar a entrar en bucle.
- Sientes que te ponen en un estado de alerta, vulnerabilidad, ansiedad, etc.

Subraya aquellos que cumplan con alguno de estos requisitos.

Una vez los tengas identificados, es hora de cuantificarlos de 0 a 10, donde cero es nada intenso y 10 es muy intenso. Así tomarás conciencia de cuánto te afectan en tu vida cada uno de estos alimentos simbólicos en ese preciso instante. ¡A puntuar!

Y cuando hayas terminado, escoge dos de los que tengan una puntuación de siete o más y propone dejarlos fuera del plato mañana.

Es decir, mañana vas a observar ese alimento desde fuera y vas a elegir conscientemente no comértelo.

También te propongo que, durante la comida, aproveches para nutrirte con esos alimentos simbólicos que sí te ayuden a conectar con lo que necesitas en ese instante.

A mí, por ejemplo, siempre me ha ayudado ponerme algo de música relajante mientras como, dejar las pantallas a un lado y conectarme con todos mis sentidos a la comida real que estoy ingiriendo. Si te parece agradable la idea, que comer siempre en el trabajo o fuera de casa no sean una excusa. Yo, en su momento, tenía veinte minutos para comer y me ponía unos cascos en un rinconcito y disfrutaba igualmente de ese momento. Así que ve a por ello y observa qué ocurre.

El camino de la sensibilidad: un espacio para personas altamente sensibles

Cuando empecé mi camino hacia el autoconocimiento, conocí a una mujer llamada Clara que poseía un corazón extremadamente sensible. Tal y como ella me contaba, podía sentir cada vibración y sutileza de su entorno, como si estuviera conectada con el alma y los sentires más profundos del mundo. En ese momento, me fascinó como ella había sido capaz de darle nombre a algo que yo todavía no conocía. Ella se sentía identificada con el rasgo PAS (persona altamente sensible) y para mí, aunque era la primera vez que esa palabra entraba a través de mis oídos, me sentí tan identificada con ella que quise saber más.

Clara me contó que esta sensibilidad tan intensa también le afectaba física y emocionalmente. Situaciones cotidianas que para otros podrían ser triviales, para ella se convertían en desafíos emocionales y físicos, los estímulos se volvían abrumadores.

Me contó cómo una vez, durante el verano, se topó en medio de una multitud de personas rodeada de caos y ruidos por doquier, y, en medio de esa aglomeración de gente, su sistema nervioso se disparó. Su corazón latía rápidamente, su respiración se aceleró y su estómago se revolvió inmediatamente. Empezó a sentir como ese ataque de ansiedad la estaba invadiendo por completo y el dolor, las náuseas, ese nudo en el estómago y los mareos empeoraban la situación.

Por desgracia, esto no era una situación nueva para ella, ni tampoco un caso aislado. Cada vez que sentía algo de estrés, aunque simplemente se tratase de cumplir con plazos ajustados, de sentir expectativas desmesuradas y responsabilidades abrumadoras, la respuesta física era instantánea en su cuerpo.

Además, sentía que era extremadamente sensible a los conflictos y a las emociones desagradables de las personas que la rodeaban: «Me siento como una esponja emocional que todo lo absorbe», me decía. Y es que, aunque la discusión o el conflicto no tuviese nada que ver con ella, el simple hecho de presenciarlos hacía que su ansiedad se disparara y su cuerpo reaccionara, como si cada palabra áspera o tensión emocional resonara directamente en su estómago.

Escuchándola empecé a entender muchas de las cosas que me sucedían, pues cada vez que me enfrentaba a situaciones desafiantes, mi sistema digestivo se volvía altamente reactivo como el de Clara. La hipersensibilidad tenía tanto impacto en nuestro cuerpo que ni con los alimentos más saludables había garantías de que el resultado fuese una buena digestión.

Comprender que ese rasgo PAS también me representaba en muchos aspectos me aportó cierta paz —al fin y al cabo, poder entender y definir lo que sentimos nos aporta cierta calma—, pero en ese momento me pregunté

«Entonces, si siento tan intensamente lo que sucede a mi alrededor, ¿podré realmente dejar de somatizar en algún momento de mi vida?».

La respuesta a esa pregunta la obtuve antes incluso de lo que me esperaba. Si me conoces, sabes lo apasionada que soy de las historias y las metáforas, pues en mi mente es más sencillo crear una historia con aprendizaje que bajarla a tierra. Así que un día de primavera, paseando con mi querida perrita Duma a lo largo de la Alameda de Santiago de Compostela, un parque precioso lleno de flores de todos los colores y formas, pensé que ese jardín representaba mi sistema digestivo. Cada flor y cada planta representaban las sensaciones y emociones que crecían en él. En ese jardín que estaba contemplando, había un sinfín de flores preciosas y una variedad de plantas increíble, algunas vibrantes y llenas de vida como los tulipanes, pero otras parecían marchitarse y desvanecerse rápidamente.

Ese día, una mujer jardinera, que entendía profundamente cómo cada elemento del entorno podía influir en la salud y el bienestar de las plantas, apareció y se dispuso a podarlas. Por casualidades de la vida, aunque también por la necesidad constante de Duma de pedir mimos a cualquier persona que se cruce, entablamos una conversación, durante la cual me dijo: «Se nota que este año ha llovido lo que la tierra necesitaba, ni más ni menos, porque después de tantos años trabajando aquí nunca había visto la Alameda tan bonita».

En ese momento, mi mente metafórica terminó de juntar las piezas del puzle: mi sensibilidad, la de Clara y la del resto de personas PAS es como el agua de lluvia que riega el jardín. Cuando eres consciente de tus emociones y las atiendes adecuadamente, tu jardín, tu sistema digestivo, florece en equilibrio y armonía. Sin embargo, cuando nos encontramos en entornos estresantes o nos enfrentamos a situaciones que nos desbordan, esa agua de lluvia se convierte en un torrente que inunda la tierra y las flores, impidiendo que puedan crecer o recuperarse.

Me despedí de la jardinera profundamente agradecida por ese ratito juntas y dediqué unos minutos más a cavilar: quizás mi sensibilidad no fuera una maldición, sino una bendición. La metáfora del jardín me había hecho entender que debía de cuidar mis emociones y encontrar formas de regular esa sensibilidad para mantener mi jardín interior, es decir, mi sistema digestivo, en equilibrio. Pero ¿cómo podía hacerlo?

Buscando información por aquel entonces sobre ese rasgo PAS no hice grandes descubrimientos, pero entendí que ese rasgo de la personalidad no solo podía afectarme a través de la ansiedad, los cambios de ánimo y los síntomas digestivos, sino que también podía generar otros tipos de sintomatología, como trastornos del sueño, pues las PAS son más susceptibles a los cambios de luz o al ruido durante la noche. También podía manifestarse a través de migrañas o dolores de cabeza, por la tensión muscular asociada y el estrés. Y, por supuesto, con una hipersensibilidad sensorial a estímulos como el ruido, la luz intensa, los olores fuertes o las texturas, pudiendo generar molestias físicas o dificultad para tolerar ciertos entornos sensorialmente estimulantes.

Esto de la alta sensibilidad es un mundo y, aunque todavía existe cierto desconocimiento y falta de conciencia sobre este rasgo, se estima que en torno al 20% de la población mundial presenta características de alta sensibilidad. El problema es que este desconocimiento hace que las personas con este rasgo se sientan incomprendidas o estigmatizadas, sobre todo cuando su respuesta emocional a ciertas situaciones cotidianas difiere de las normas culturales o sociales que predominan.

Con la información disponible que tenía, me tocó explorar de qué forma podía atender esa intensidad sin que interfiriera en mi salud digestiva constantemente, pues si algo tenían en común todas las técnicas que recomendaban, como la meditación, la respiración consciente y el autocuidado, era la conexión con el cuerpo desde la presencia.

Esas técnicas me ayudaron, pero cada vez que me enfrentaba a una situación en la que, por ejemplo, dos personas se ponían a discutir delante de mí o estaban muy ansiosas, me sentía muy afectada, por mucho que me concentrase en mi respiración.

Entonces pensé que por dónde tenía que empezar era por concretar qué rasgos de la alta sensibilidad realmente perturbaban mi bienestar. Algo que, si a ti también te ocurre como a mí y ciertas situaciones te sobrepasan, es el primer paso que debes hacer: bajar a tierra cuáles son los estímulos o situaciones que más te desbordan.

En mi caso lo tenía claro:

1. Mi postura como esponja emocional de todo lo que tuviese que ver con los demás lo absorbía todo.
2. La exposición a olores fuertes me generaba muchas náuseas, incluso llegué a tener arcadas o vomité en los peores casos.
3. Estar en medio de aglomeraciones o en entornos con mucho desorden o caos disparaba todas mis alertas y la ansiedad.

Te toca, indica aquí cuáles son los tuyos:

1. _____

2. _____

3. _____

4. _____

5. _____

Una vez identificados los estímulos, llega la hora de buscar soluciones. La primera que podría venirnos a la cabeza es reducir la exposición a estos factores. Así lo hice y me ayudó hasta cierto punto, pero voy a serte sincera: no concebía una vida en la que no pudiese ir a un festival, o al supermercado en hora punta, o a una tienda de especias, o estar delante de un amigo o amiga que está ansioso y tener que salir corriendo. Podemos tratar de evitar ciertas situaciones, pero en algún momento de nuestras vidas vamos a tener que enfrentarnos a ellas, porque son situaciones cotidianas de las que no podremos huir al cien por cien.

Me centré entonces en crear mi propio botiquín de hipersensibilidad. Por ejemplo, para poder enfrentarme a los olores fuertes, empecé a llevar siempre en el bolso un botecito de un aceite esencial de lavanda para que me calmara si llegado el momento lo necesitaba. Así que, cuando estaba en presencia de olores muy fuertes, simplemente ponía una gotita cerca de mi nariz y solucionado. Del mismo modo, las personas con hipersensibilidad al ruido pueden usar unos tapones o unos auriculares que permitan reducir el volumen del sonido que hay fuera. Y ahora que ya tienes identificados los estímulos externos que más te afectan, tú también puedes crear tu propio botiquín para PAS, sobre todo para las hipersensibilidades sensoriales.

Pero ¿qué pasa si somos esponjas emocionales? Tanto en mi punto uno como en el tres, donde menciono que las emociones ajenas y las aglomeraciones me afectan, este rasgo está presente. Ser una esponja emocional es como tener una antena supersensible para captar las emociones de las personas a tu alrededor, así como las sensaciones de tu entorno más cercano. Y cuando esto pasa, si alguien se acerca a ti empiezas a sentir sus emociones —ya sean de alegría, tristeza, enfado o estrés— intensamente, como si fueran tuyas.

Ser una esponja emocional implica que tienes una habilidad especial para sintonizar esa antena con las energías emocionales de los demás. Puedes percibir incluso las emociones no expresadas verbalmente y captar ciertas sutilezas en el lenguaje no verbal, como la mirada o el tono de voz de las personas.

Como ya imaginarás, ser una esponja no siempre es fácil, pues en muchas ocasiones nos sentimos abrumados por todas esas emociones que absorbemos. Imagina que estás en una reunión familiar y de repente el ambiente se llena de tensión y conflicto. A medida que las emociones se intensifican a tu alrededor, tú las absorbes como una esponja y te resulta difícil separarlas de tus propias emociones, generándose una línea confusa entre lo que está pasando fuera y lo que sucede dentro de ti. Empiezas a sentirte agotado, estresado e incluso te sientes invadido por lo que sucede fuera, aunque no tenga nada que ver contigo.

Por si esto no fuese suficiente, ser una esponja emocional también puede implicar que nos preocupemos en exceso por el bienestar de los demás. Nuestra gran capacidad de empatía nos permite comprender fácilmente cómo se sienten los otros, lo que nos convierte en la primera persona en la que buscan apoyo o a la que acuden sus seres queridos para desahogarse, lo cual hace más complicado establecer límites saludables que nos permitan proteger nuestra energía emocional. Entonces, ¿qué puedes hacer si te identificas con una esponja emocional?

Tienes dos opciones: la primera es seguir absorbiendo como una esponja las emociones de los demás, y escurrirla al acabar para liberar el exceso de emociones y volver al equilibrio. Ahora te explicaré lo que solía hacer al principio para vaciar o liberar esas emociones que no eran mías, una técnica bastante sencilla pero útil.

Dividía una hoja de papel en dos, en un lado escribía «Mis emociones» y en el otro «Las emociones de los demás».

Por ejemplo, cuando una amiga que estaba pasando por un mal momento desahogaba su tristeza y su rabia conmigo, al terminar de hablar por teléfono o de estar con ella, me sentaba con esa hoja de papel y escribía en un lado todo lo que ella sentía y me había contado. En el otro, escribía lo que a mí me había hecho sentir esa conversación.

Cuando acababa de escribirlo todo, cortaba esa hoja en dos, guardaba mis emociones conmigo y tiraba a la papelera las de mi amiga, como si así escurriera y me librara de eso que no tenía que ver conmigo.

A medida que pasaba el tiempo y de repetir este ejercicio una y otra vez, me di cuenta —y también mi cerebro en ese modo automático que tiene para ahorrar energía— de que podía desechar directamente esas emociones durante la conversación. Ya no me hacía falta actuar como una esponja y luego escurrirme, sino que, desde el primer momento, lograba que esas emociones que no eran mías resbalasen sobre mí, sin acceder a mi interior.

Esto fue la evolución natural de repetir muchas veces el ejercicio anterior, así que, si no has aprendido a escurrir tu esponja, te recomiendo encarecidamente que empieces por ahí, ya que primero necesitas diferenciar cuáles son tus emociones y cuáles son las de la persona que tienes frente a ti. Sin esa base, es muy complicado que puedas pasar a este segundo nivel.

Pensando de nuevo en mi cerebro, caí en la cuenta de que, como esponja emocional, esto debía tener un impacto en mi cerebro irracional, en el emocional, en el inconsciente. Y que debía encontrar una técnica que fuese útil también para mi cerebro emocional. Recordé entonces que el inconsciente se gestiona tanto con percepciones, emociones e imágenes reales como con simbólicas, así que decidí usar mi imaginación para dejar de absorber constantemente las emociones de los demás.

«Cambio la esponja por la raqueta». ¿Esto qué quiere decir? Imagina por un momento que estás ahí, en esa situación donde las emociones, conflictos o debates que te rodean están afectándote o desbordándote, porque de algún modo, cuando eres una esponja emocional, no te queda otra que absorber todo lo que hay a tu alrededor. Bien, ahora imagina que pudieses ver y percibir esas emociones que van de un lado a otro como pelotas de tenis. Pelotas que, aunque no quieras, te las lanzan y dirigen hacia ti, incluso aunque la conversación no vaya contigo.

El caso es que tú también tienes tus propias pelotas de tenis en tus pantalones, pero tus bolsillos tienen un límite y ya no entran más, así que con esa raqueta imaginaria trata de golpear esas pelotas devolviéndoselas a sus dueños. Si le pones consciencia a este ejercicio de visualización, incluso podrás ver el nombre del dueño de cada pelota escrito en ella.

Parece surrealista, ¿verdad? Pero cuando te agobias por esa situación que podría suceder mañana y nunca sucede, también lo estás haciendo con tu imaginación, y a tu cuerpo le da igual que el mensaje sea real o imaginario, la respuesta a través de la somatización es la misma.

Así que opta por el tenis si lo prefieres, o invéntate un ejercicio diferente con tus matices, pero si ya has trabajado con ese papel previamente diferenciando tus emociones de las de los demás, tienes a tu cerebro ahorrador de energía a tu favor. Libera tu imaginación y pruébalo, con tu propio estilo, a tu manera, pero deja de ser esponja y conviértete en algo diferente.

Haciéndolo no solo estás dejando de absorber esas emociones que no son tuyas, sino que te permites atender las que sí lo son, tus pelotas de tenis. Porque sí, quizás ciertas situaciones que viven los demás te generan rabia, tristeza, miedo... pero solamente tienes que dedicar tu energía a gestionar las sensaciones que se te despiertan a ti. Con este simple ejercicio, ya reduces a la mitad el trabajo que tenías antes, además de evitar que te desbordes o te abrumes con tanta facilidad.

Es verdad que nos hemos centrado en los aspectos más negativos de la hipersensibilidad, con todos los obstáculos que se presentan en nuestro camino cuando nos identificamos con el rasgo PAS. Pero con el tiempo, te garantizo que he acabado dándome cuenta de que justamente esa sensibilidad que me caracteriza es en realidad mi mayor tesoro. Al fin y al cabo, me permite exprimir la vida al máximo, con una intensidad que pocas personas pueden gozar, percibiendo cosas que los demás no perciben, emocionándome con esas películas con las que nadie se emociona. Puedo convertir las cosas buenas que me pasan en cosas todavía mejores, e incluso las situaciones más simples del día a día como pasear por la naturaleza se vuelven experiencias emocionantes e inolvidables.

Vivir con esta intensidad y sensibilidad es un reto que solo las personas más valientes podemos sobrellevar, así que, a pesar de ahogarme en un vaso de agua cada dos por tres, hoy sé que mi hipersensibilidad le da un color especial a mi vida que no cambiaría por nada.

Así que si tú, en este momento de tu vida te encuentras luchando contra esta parte de ti, recuerda que este drama que vives hoy, la preocupación de mañana y el quebradero de cabeza de la semana que viene, no tienen nada que envidiar al revuelo emocional que estás viviendo mientras lees esto. Simplemente, disfruta de esa magia.

¿Cómo reprogramar tu sistema neurodigestivo adelantándote al síntoma?

Si algo has aprendido a lo largo de este camino juntos, es que la mente y el cuerpo están intrínsecamente conectados. En este libro hemos hablado de las conexiones entre ellos, de la relación entre el estrés, la ansiedad y las emociones con la digestión y, además, de cómo no solo nos nutrimos con los alimentos que hay en el plato, sino con todo lo que nos rodea cada día en cada momento.

Llegados a este punto, es importante ir un paso más allá. Actualmente, ramas como la neurociencia nos hablan constantemente de todas estas conexiones entre el comportamiento y el cuerpo, especialmente desde el punto de vista cerebral, pero sigue sin haber demasiada información sobre cómo adelantarnos al síntoma, es decir, sobre cómo detectar que algo te está afectando antes de que tu estómago o tus tripas aparezcan de improviso con síntomas incapacitantes.

Esto que voy a contarte a continuación es lo que me habría gustado encontrarme hace unos años en un libro durante mi proceso de recuperación. Cuando me preguntan por libros que hablen sobre este tema, he de reconocer que no tengo localizado ninguno que lo trate con este nuevo enfoque. De algún modo, escribiendo este capítulo estoy cerrando un ciclo con la Fani del pasado.

Lo primero que debes saber es que, para adelantarte al síntoma, debes aplicar todo lo que hemos ido comentando a lo largo de este libro. Aunque al principio sean cosas que se te atraganten en ciertos momentos, la repetición constante volverá esa acción automática en ti, lo cual facilitará la recuperación de tu salud digestiva y emocional. No te olvides de hacerlo, ya que aplicar las herramientas y recursos que has aprendido a lo largo del libro te permitirá hilar más fino y ganar la conciencia corporal que necesitas para reprogramar tu sistema neurodigestivo.

Para ello, primero debes entender cómo funcionan las conexiones neuronales entre tu comportamiento, tu cuerpo y tus emociones, así que vamos a adentrarnos en el fascinante mundo de la química del pensamiento.

La química del pensamiento

Llamamos química del pensamiento a las reacciones bioquímicas que ocurren en el cerebro y en el sistema nervioso central para permitir el proceso del pensamiento, las emociones y las funciones cognitivas. Estas reacciones químicas implican neurotransmisores, hormonas y otras sustancias químicas que actúan como mensajeros entre las células nerviosas, es decir, nuestras neuronas.

Imagina que tu cerebro es como un gran bosque con árboles interconectados entre ellos a través de senderos secretos. Dentro de ese bosque, las neuronas actúan como mensajeras especiales que se comunican entre ellas para mantener el equilibrio natural del bosque. Cada neurona es como un árbol con ramas extendidas y raíces profundas, y entre árbol y árbol existen senderos secretos que los conectan. Esos senderos son las sinapsis, donde ocurre el mágico encuentro entre las neuronas.

Cuando un árbol —o neurona— quiere mandar un mensaje a otra, envía unas pequeñas criaturas llamadas neurotransmisores a través de esos senderos secretos. Estas actúan como mensajeras y, a medida que van saltando de un árbol a otro hasta llegar a su destino, el mensaje viaja con ellas a través del bosque, como si los árboles susurraran el mensaje entre ellos a través de esas pequeñas criaturas.

Este intercambio de mensajes entre árboles es lo que permite que las neuronas trabajen unidas para pensar, aprender, recordar y sentir emociones.

Pero, al igual que cuando envías una carta por correo postal, este mensaje no llega a su destino de forma inmediata e instantánea, sino que se trata de un proceso que poco a poco se va fraguando en tu cerebro. Mientras yo escribo estas líneas y tú las lees, estás recibiendo información a través de tus ojos, o a través de tus oídos si me estás escuchando. Esta información va pasando por diferentes estaciones de tu cerebro, por lo que pasa un tiempo entre que tú lees estas palabras o las escuchas, hasta que eres consciente de lo que te estoy contando.

Lo primero que hace tu cerebro es reconocer las palabras a través de la memoria, después, el contenido emocional; luego la expresión de tu cuerpo frente a esa información y, por último, esa información llega a las estaciones, donde se traduce y se envía a la parte más superficial del cerebro, es decir, a la corteza. Es entonces cuando esa información se vuelve conciente. ¿Qué quiere decir esto?

Que las primeras estaciones por las que pasa toda información no son conscientes, por lo que cuando lees estas palabras o escuchas mi voz, puedes ser consciente de que estás leyendo, pero hasta que esa información se procese y sea integrada por tu cerebro para que la entiendas pasa un tiempo.

Por lo tanto, el mayor error que cometemos cuando queremos tratar de adelantarnos al síntoma para prevenir la somatización es esperar a ser conscientes de lo que ha pasado, pues en ese momento ya estamos en el final del camino y ya solo son posibles los cuidados paliativos.

El segundo enfoque, que no está nada mal, es centrar tu atención en las emociones, pero debes tener en cuenta que estas también tardan un tiempo en consolidarse en el cerebro. Y en el momento en el que detectas que una situación te está generando rabia, miedo, tristeza o asco, por ejemplo, ya es tarde también para evitar el síntoma. Porque esa emoción todavía se está gestando, todavía es inconsciente. Y hasta que no sea consciente, no te darás cuenta de lo que estás sintiendo, más o menos lo que ocurría en el anterior caso.

¿Dónde debemos poner entonces nuestra atención? ¿Cómo podemos hacer consciente algo que todavía está siendo inconsciente?

Pues atendiendo a una de las primeras estaciones, una de esas primeras paradas cerebrales donde se cocinan la emoción y tu percepción, la misma que se encarga de coordinar las respuestas más automáticas y fundamentales de tu cuerpo. Y ¿lo mejor? es que es anterior a que llegues a ser consciente de lo que realmente sientes o percibes.

A través de funciones vitales como la respiración, el ritmo cardíaco, la temperatura u otras sensaciones corporales, esta estación nos envía señales de la emoción y la percepción que se está fraguando inconscientemente. De modo que lo único que necesitas para adelantarte al síntoma es algo tan fácil como complejo: desarrollar mucho más tu consciencia corporal.

Para lograrlo, debes observar cómo responde tu cuerpo frente a situaciones que te ponen en alerta, que te generan alegría, tristeza, y también las que te sorprenden. Tener esto controlado te dará un mapa para poder pararte un instante y pensar: «*Vale, esta emoción se está cocinando, voy a hacer algo para pararla antes de que se dispare por completo*».

Personalmente, alcanzar este nivel de conciencia corporal me parece algo fundamental y debería formar parte de nuestra educación ya desde la infancia. Porque, si supiéramos detectar cómo responde nuestro cuerpo y a través de qué sensaciones físicas reacciona ante ciertas situaciones que percibimos en nuestro día a día, nos evitaríamos muchos problemas.

Cuando empecé a desarrollar mi conciencia corporal, me di cuenta de que antes de enfadarme por alguna injusticia se me tensaba la mandíbula, o que cada vez que alguien sobrepasaba un límite que había marcado me entraban ganas de orinar. Incluso me di cuenta de que, cuando algo me daba mucho miedo, además de que mi ritmo cardíaco se aceleraba, podía percibir un ligero y sutil hormigueo en mis pies.

Si desarrollas tu conciencia corporal podrás darte cuenta de señales que ahora mismo pasan desapercibidas para ti. Siempre pongo el ejemplo de la escucha, que considero que es muy ilustrativo. Por si no lo sabías, cuando escuchamos algo que no nos gusta, nos hace daño o nos hiere de algún modo, solemos escucharlo más fuerte a través de uno de nuestros oídos, el derecho o el izquierdo, dependiendo de la persona. Sin embargo, cuando lo que escuchamos es una información agradable, que nos calma o nos alegra, es el otro oído el que se afina más para recibir la información. Curioso, ¿verdad?

Por desgracia, no es algo que nos hayan enseñado o con lo que hayamos crecido, así que, si eres madre o padre, te recomiendo encarecidamente que trates de hacerle preguntas a tus hijos sobre su percepción corporal para potenciar su autoconciencia: ¿Dónde sientes la alegría? ¿Y cómo la sientes? ¿Y qué me dices del miedo? ¿Dónde lo sientes y de qué forma?

Con preguntas tan sencillas como estas, le estarás ayudando un montón a conectar con su cuerpo, a entender mejor sus emociones, a manejar mucho mejor el estrés, a autorregularse y, en definitiva, a promover en él o en ella un mayor bienestar físico y mental.

Si no tuviste la suerte de desarrollar la conciencia corporal ya desde la infancia, no te preocupes, ni estás solo ni es algo que no se pueda cambiar. Puedes desarrollar la conciencia corporal en cualquier momento de tu vida, no existe una edad límite. Pero debes entender que se trata de un proceso gradual, así que tómate tiempo y practica de forma regular estas estrategias, y recuerda ser amable y compasivo contigo a lo largo del camino.

No te fustigues si no detectas cada sensación a la primera, es un nuevo lenguaje y, como tal, te llevará su tiempo comprenderlo. Al principio, seguramente, lo que te resultará más sencillo será detectar cómo cambia tu respiración, tu frecuencia cardíaca, tu temperatura o incluso la aparición de alguna tensión muscular. Con esos parámetros ya puedes sentar unas buenas bases, y a partir de ahí puedes ir añadiendo matices a cada respuesta corporal para poder ganar especificidad.

Algunas actividades que pueden ayudarte en el camino son la práctica de yoga, el baile, la danza, o incluso la práctica de artes marciales. Créeme, te lo dice alguien que utilizó su práctica con esgrima para desarrollar su conciencia corporal. Encuentra la actividad que más encaje contigo y explora con ella el movimiento y la expresión corporal, pues cuanta más conexión exista entre tu cuerpo y tu mente, más sencillo será para ti desarrollar esta nueva habilidad.

Te recomiendo que empieces con situaciones cotidianas y sencillas, pues adelantarte a una situación conflictiva que no te esperabas puede ser demasiado ambicioso de primeras. Puedes empezar, por ejemplo, observando qué sensaciones aparecen en tu cuerpo cuando paseas a tu perro, acaricias a tu gato, cuando escuchas música, te das una ducha, cocinas, te dan un abrazo o cuando estás frente a un ordenador. También puedes observar cómo cambian las sensaciones corporales dependiendo de las imágenes o situaciones que tienes frente a ti mientras ves una película o buceas por las redes sociales.

De esta forma, tu percepción corporal se irá desarrollando con mucha más facilidad, y, cuando te encuentres en una situación más conflictiva o con mayor carga de estrés, te sentirás más preparado para escuchar a tu cuerpo y, por supuesto, captar los matices.

Al desarrollar la conciencia corporal tendrás resuelta la primera parte de la estrategia, pero no solo basta con ello. Si, por ejemplo, estás en casa tan tranquila, tu pareja hace un comentario que no te sienta bien, percibes a través de tu cuerpo que te estás enfadando, y no haces nada con ese enfado, lo más probable es que acabes enfadándote y de nuevo caigas en el estrés que desencadena el síntoma.

Este pequeño chivatazo de tu cuerpo indicándote que una emoción se está gestando debes tomarlo como una pista que te permita poner freno a una intensidad o un conflicto mayor. Cuando un comentario te está generando rabia, antes de que todo te explote en la cara, puedes tomar conciencia de esa rabia incipiente, respirar hondo y decir: «Oye, cariño, esto que me has comentado no me parece bien, ¿te importa que lo hablemos?».

Seguramente, actuando así puedas gestionar esa conversación desde un lugar menos visceral que si esperas a que la emoción y el estrés hagan acto de presencia. ¿Lo ves?

A veces, simplemente necesitamos expresar lo que nos ha pasado; otras, poner un límite a tiempo que frene lo que se esté cocinando, y otras simplemente necesitamos pedir apoyo a ayuda a quien tenemos al lado.

¿Sientes que se está gestando en ti el miedo? Exprésalo si tienes a alguien al lado y permite que te acompañe a transitarlo. Y si no hay nadie contigo en ese momento, acepta ese miedo para escuchar qué necesitas para sobrellevarlo de otra forma. A veces necesitamos enfrentar ese miedo y ya, pero en otras ocasiones necesitamos tomarnos un respiro, tener un plan B o mover un poco el cuerpo para aliviarlo. Presta atención en cada situación y escucha qué necesitas para transitar esa emoción.

¿Sientes que se está cocinando la culpa? Lo mismo: pregúntate qué necesitas para sentirte inocente, tal vez debas dejar de juzgarte y machacarte, priorizarte a ti antes que a los demás, o comunicar eso que has callado. Busca tu propia táctica y trata de adelantarte a esa emoción que todavía no está en ti, que de momento solo se está gestando, para poder adelantarte al síntoma.

Y, sobre todo, juega y ríete durante el proceso. No te imaginas cuántas veces pensé que lo que se estaba cocinando era rabia y resulta que era tristeza, o cuántas veces percibí sensaciones similares sin saber muy bien qué era lo que realmente me estaba tratando de decir el cuerpo. No te fustigues ni te exijas cosas imposibles, solo ve dando pequeños pasos cada día. Juega y ríete en cada tropiezo, en cada obstáculo; al fin y al cabo, no le debes nada a nadie, esto es solo para ti, así que regálatelo desde ahí.

¿Puedes empezar a sentir el gusanillo en el estómago?

Hasta pronto

Aquí termina este libro, pero frente a ti todavía tienes unas cuantas páginas en blanco para que puedas continuar escribiendo tu historia.

Espero de corazón que a lo largo de cada capítulo hayas encontrado un equilibrio entre divulgación y sentido emocional sobre lo que estás viviendo. Recordar cada anécdota, cada caso que te he contado, ha sido toda una experiencia para mí.

Ahora que justo acabamos de tratar el tema de la conciencia corporal, reconozco que, escribiendo estas líneas como cierre de este libro, una sonrisa aparece en mi rostro y mi pecho se ensancha. Son sensaciones que ya conozco, aunque no las experimento todos los días, pero sí cuando me siento realmente agradecida por algo que sé que va a tener un impacto tan grande en la vida de muchas personas y que, como mínimo, va a suponer una nueva forma de enfocar su camino de recuperación en su salud digestiva y emocional.

Como te comenté, he escrito el libro que a la Fani del pasado, con todos sus síntomas y problemas digestivos, sus limitaciones, su aislamiento social, su estrés y su ansiedad, le hubiese gustado leer. El libro que le hubiese brindado no solo comprensión, sino también calma por saber que no estaba sola, que en el mundo hay más indigestos e indigestas como tú sin descubrir.

Claro que este libro no es la pastilla mágica ni el remedio infalible que solucionará todos tus problemas, como ya te adelanté en las primeras líneas. A veces incluso pueden aparecer bloqueos más profundos que necesiten un apoyo terapéutico extra para reprogramar el sistema neurodigestivo.

Si este es tu caso, te recomiendo que contactes con nosotras en info@digestionesemocionales.com para que podamos valorar tu caso con calma.

Lo que sí espero haber conseguido con este libro es mostrarte cómo tus experiencias emocionales pueden afectar directamente a la salud de tu sistema digestivo y cómo, a su vez, tu salud digestiva tiene también un impacto en tu bienestar emocional. Somos seres holísticos y, por mucho que nos neguemos a verlo, mente y cuerpo están conectados, cada comida que consumimos, cada emoción que experimentamos, son ingredientes que conforman esta receta llamada salud.

Cuando entendemos y honramos esta conexión, podemos abrir las puertas a una vida más equilibrada y plena.

En nuestras vidas a menudo nos encontramos inmersos en una carrera constante, tratando de cumplir con las demandas del mundo exterior. Mi intención con este libro es que seas consciente de ello y te rebeles, dedicando al menos un momento de tu día a realizar este viaje de autodescubrimiento donde puedas detenerte, escucharte y atender tus necesidades más vitales. Nuestras digestiones son mucho más que procesar alimentos, son un reflejo de cómo nos nutrimos a todos los niveles y tú, querido lector/lectora, has podido alimentar tus planos físico, mental y emocional a lo largo de este libro.

Aplicar cada una de las herramientas y recursos que te he ido contando a lo largo de los capítulos supuso para mí un antes y un después. ¿No lo crees? Pues gracias a ellas llevo desde 2012 sin ningún síntoma digestivo de los que padecía. Y lo mejor es que, de algún modo, siento que desde entonces he recuperado mi vida, mi salud física y mi bienestar mental, algo que me aporta mucha tranquilidad no solo hoy, sino de cara al futuro.

Porque confío en que, pase lo que pase, ahora tengo integrado en mí todo lo que necesito para no volver a caer en el pozo en el que un día estuve. Y lo sé porque desde 2012 he pasado por más de una de esas pruebas de la vida donde sientes que los cimientos se tambalean, e incluso de ahí pude salir airosa sin recaídas.

Agradezco tanto no haberme rendido ni resignarme a creer que esto sería para toda la vida que antes de dar por terminado el libro quiero que recordemos juntos lo más importante. A continuación, te resumo en cinco puntos aquello que debes tener siempre presente a partir de ahora:

- La cronicidad te habla de tu pasado, del camino que has recorrido hasta hoy con tus síntomas, pero en ningún caso es un pronóstico de tu futuro. Recuerda que no hay bolas de cristal mágicas que adivinen el futuro, al menos, por ahora.
- La forma en la que gestionas tu estrés y tu ansiedad cuando aparece el síntoma va a determinar la frecuencia y la intensidad con la que este estará contigo; así que recuerda: tu cuerpo es solo un bebé que llora a pleno pulmón. Aunque no sepas qué quiere, sí sabes cómo acompañarlo.
- La comida va más allá de los límites de tu plato, sé consciente de las cosas, de la información, de las personas, del contenido que te nutre en tu día a día. La digestión es el resultado de todos esos alimentos.
- Un buen descanso es tu mejor aliado, así que recuerda estabilizarlo esto cuanto antes si quieres recuperar tu salud digestiva y emocional.

- La sensibilidad es tu mayor fortaleza, utilízala a tu favor y cambia esa esponja por la raqueta.

Y recuerda: repite, repite y repite todos los ejercicios propuestos hasta que esas acciones se vuelvan automáticas. Y que, aunque hasta ahora el estrés, la ansiedad y todas esas cosas emocionales hayan sido algo que tenías olvidado o a lo que no le dabas la importancia necesaria, hoy ya eres consciente del impacto que tienen en tu salud.

Ahora tienes información y datos científicos que avalan como tu salud mental es una pata de la mesa tan importante como las demás. De hecho, en la mayoría de los casos, es la responsable de que, por mucho que cambies tus hábitos, tu alimentación y hagas el tratamiento, tu salud no termine de remontar.

Cambiar el chip en relación con esto es lo que ha hecho que cientos de mujeres a las que hemos acompañado a lo largo de estos años pudiesen decir por fin adiós a sus problemas digestivos. Hoy viven vidas donde las digestiones no son el centro de todo y pueden disfrutar de su vida social, de viajar, de la comida y de todo lo que les apetece hacer sin preocupaciones digestivas.

Quiero darte las gracias y la enhorabuena por llegar hasta aquí, ha sido agradable hacer este camino juntas. Y, si quieres avanzar hasta el siguiente nivel para integrar en tu cuerpo todos estos conocimientos y empezar a notar como semana tras semana tu sistema digestivo empieza a responder y recuperas tu vida, tu relación con la comida y tu salud, te espero en «El arte de una buena digestión». Nuestra comunidad privada donde cada mes, a través de una hipnosis específica, a nivel neurodigestivo podrás acercarte más y más a esa meta final y traspasar todos tus límites.

A continuación, te dejo un descuento del 75 % para que puedas hacer nuestra primera sesión y trabajes los bloqueos que te están impidiendo avanzar hacia un nivel más profundo.

Te deseo mucha salud y que pronto puedas contarme todos esos resultados que has logrado, escríbeme por *e-mail* o por redes contándome tu historia y cuáles han sido esos avances, estaré encantada de saberlos.

¡A digerir!

Agradecimientos

Durante una reunión grupal de cierre con las chicas de la edición de 2020 de mi programa Digestiones Emocionales, después de que todas nos emocionásemos compartiendo en mi despacho lo agradecidas que estábamos por ese camino que habíamos recorrido juntas y por todos los avances que habían logrado, una de ellas preguntó: «Fani, ¿para cuándo el libro?».

Todas la secundaron, y en ese momento nació la semilla de este libro. He de reconocer que en ningún momento de mi vida me había imaginado escribiendo un libro, me parecía algo que estaba muy lejos de mi alcance, pero ese día entendí que de esta forma podría ayudar más de lo que mi mente podía llegar a imaginar.

En ese momento solo fue un proyecto que se quedó ahí, pululando por mi cabeza, mientras una chispa de inspiración ardía en mi mente y en mi corazón. Como toda semilla, necesitaba tiempo, cuidado y el apoyo de personas muy especiales para florecer y convertirse en realidad.

El tiempo fue avanzando y llegaron las primeras propuestas de alguna editorial, pero sentía que no era mi momento, que no tenía el tiempo, la energía y, para qué negarlo, tampoco tenía las ideas claras de lo que quería transmitir con este libro.

Hasta que en 2023 llegó ese momento, ese momento en el que esa semilla empezó a brotar.

Quiero empezar agradeciendo a mi hermana y a mi madre haber sido esa agua que, gota a gota, ha ido regando esta idea, este proyecto, y por darme siempre el aliento necesario para continuar y llegar hasta aquí. Por creer en mí y, sobre todo, por darme alas para volar, porque no estaría donde estoy hoy sin vosotras.

Dani, mi fiel compañero, mi familia, ¡cuántos quebraderos de cabeza has tenido que aguantar con este libro! Gracias de verdad por estar ahí, por crecer y caminar a mi lado, eres un regalo.

A Duma, por pegarse sus grandes siestas bajo mi mesa mientras escribía este libro, por sus lametones, su apoyo incondicional, porque cada vez que te veo me doy cuenta de lo poco que sé de vivir, y lo mucho que me enseñas tú, gracias.

A mis mentores y mis mentoras, a mis amigos y amigas, gracias por brindarme vuestro regalo más preciado: vuestro tiempo.

No puedo olvidarme de ti: gracias por haber elegido este libro de entre los miles que tenías a tu alcance, gracias por dedicarme tu tiempo, tu conexión con mis palabras, sin ti este proyecto no sería posible.

¿Y sabes qué?

También quiero darle las gracias a mi yo del pasado, por no rendirse, por superar todos los obstáculos que la vida le puso en su camino, que no son pocos, por utilizar todos los malos momentos como abono —porque las semillas también necesitan desechos para crecer—, y, sobre todo, por conseguir darle la vuelta a todas esas experiencias y hoy utilizarlas para ayudar y acompañar a otras personas: tú también mereces mi más sincero agradecimiento.

Una semilla, cuando brota y es cuidada por todas las maravillosas personas que la riegan y la nutren, florece. Y cuando florece, sus colores, sus aromas, y su forma nutren nuestros sentidos.

Gracias, vida, por florecer conmigo.